さあ立ち上がれ

男たちよ！

捨てて、未来を生きる。

日本メンズヘルス医学会名誉理事長
札幌医科大学名誉教授
メンズヘルスクリニック東京名誉院長

熊本悦明

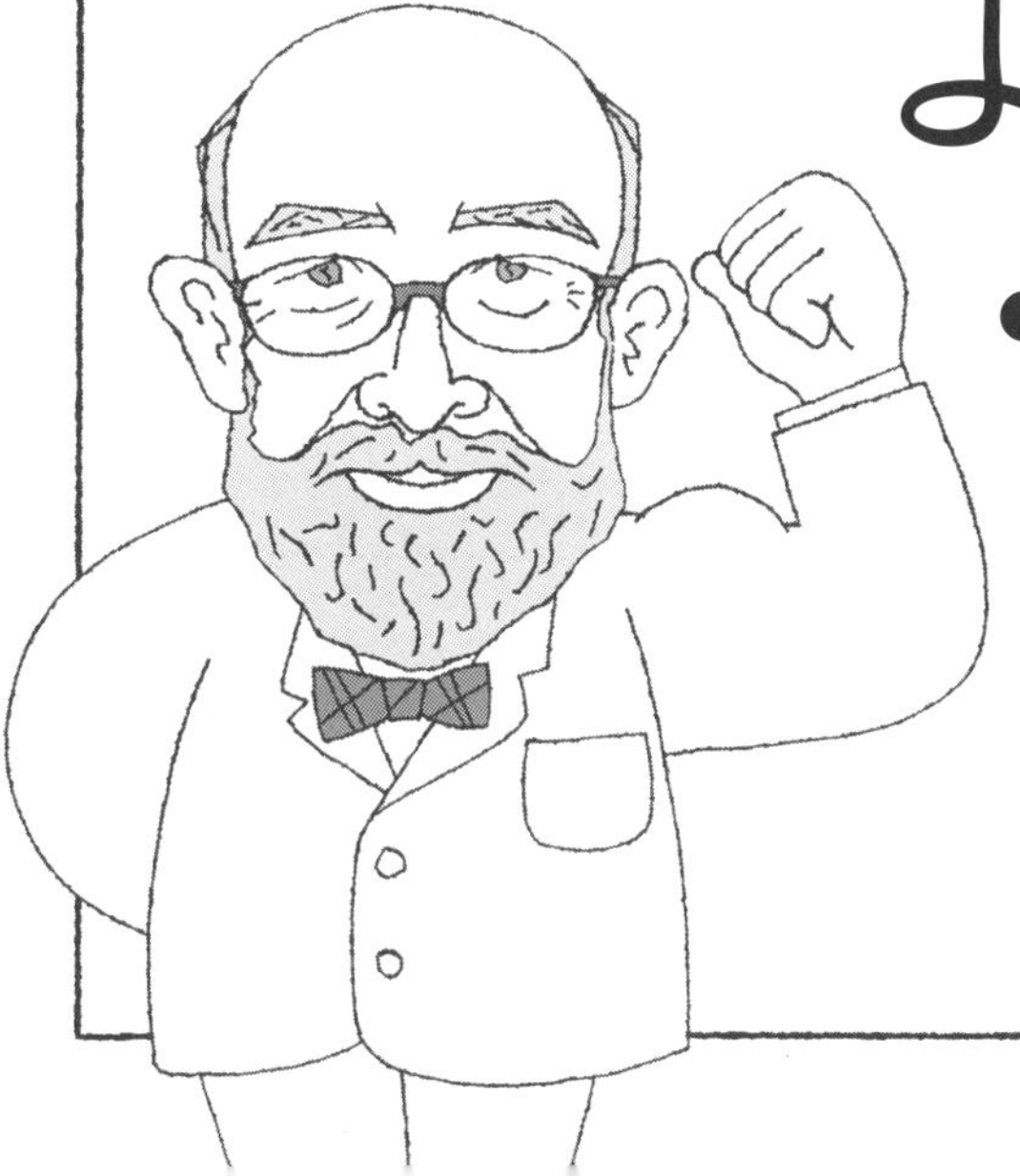

はじめに　《身体の内を見直し、年をとっても「未来」を生きるべき行動を》

今や多くのみなさんが長生きを楽しめる、平和な時代となりました。せっかく長生きをするのなら、できる限り元気で長く、人生を謳歌《おうか》したい。それにはどうしたらよいのでしょうか。

新聞・雑誌・テレビでは、100歳を超えて活躍する長寿の方々が、よく話題になります。そこでは誰もがみんな、同じように長生きできるかのように紹介されていますが、どのように努力すれば可能なのでしょうか。

今や新聞・テレビなどで盛んに、健康を維持して長寿を保つためには栄養管理と運動が大事と啓蒙されています。この食品を食べればよい、食習慣はこうしなさい、こんな運動がいい、などと説明されるわけです。

しかし、単に「長く生きている」ということを目指すのならともかく、いきいきと元気で健康長寿がそれだけで可能になるとは私は見てはおりません。

健康で快活に長寿を保つには、自分の身体を整えることが第一です。まさしく「あなたの幸せはあなたの身体の中にある」のです。

我々の生活活力維持には、男性ホルモンが男女を通じて重要です。男性ホルモンは、車でのエンジンオイルと同じような働きをしていて、年をとるにつれて減退していきます。男性ホルモンと名付けられているので、みなさんはもちろん、一般医師の方々からさえも誤解されているのですが、われわれ生き物・人間の元気の源であり、男女両方の元気さ、やる気を下支えしているのです。その誤解を解きながら、みなさんが積極的にそれを利用して再活性化して元気で明るい長寿を楽しんでいただければと願っております。

昨年（2015年）のノーベル物理学賞を受賞した東大宇宙線研究所の梶田隆章教授は、素粒子ニュートリノに質量があることを証明し、素粒子物理学が宇宙の秘密に迫る扉を開きました。素晴らしい業績だと思います。

ただそれ以上に、われわれ人間・みなさん個々人にとっては、生き物としての自分自身の身体の秘密を探ることのほうが、より身につまされ、より大切な重大事ではないかと思っております。身体の中で何が起きているのか、その秘密を探り、変化に的確に対応して、身体内の世界を守ることが必要なのです。

社会環境の変化とは別に、個々人が見て感じている世界は、若いときと年をとってからでは、大きく変わってきます。ことに高齢になって、社会生活の範囲が狭くなればなるほど、主観的な世界が、その人にとってはすべてとなってくるわけです。その自分の持っている世界の中で幸せに生きることも、われわれはとても重要だと思っております。

自分自身が健康で元気であるための体の中の秘密を探り、理解し、それを維持していくことが、それぞれの自分が感じている世界を楽しく明るいものにしていきます。

そんなことを思いながら、長寿時代に生きる方々のために少しでもお役に立てればとの思いから本書をまとめました。

医学的な説明をするために、少々ややこしく感じる部分もあるかと思いますが、挑戦して理解していただくことが、幸福を自分の身体の中に求める早道だと確信しております。

私は今、札幌で暮らしており、月に何回か診察のある日は、東京に通っていますが、札幌ではよく、「ボーイズ・ビー・アンビシャス（Boys, Be Ambitious！＝少年よ、大志を抱け！）」という、クラーク博士の言葉が紹介されておりますが、私はさらに、それを実現するために「行動せよ！」と付け加えています。

ボーイズ・ビー・アンビシャス・アンド・ドゥ・アクト！
（Boys, Be Ambitious, and Do Act！＝少年よ、大志を抱け、そして行動せよ！）

そう言い続けています。自らの身体の中に元気の秘密を見つけたら、それを維持、実現するためにしっかり自ら積極的に行動しなければ得られないというのが私の信念であり、〝成さざれば得ず〟、それが本書で紹介させていただいていることでもあります。

年をとるのは生き物として当然のことです。若い方々は加齢に対抗する「アンチエイジング（Anti Aging）」を気にされますが、年をとるのは当然と理解し、上手に加齢していく「ウェルエイジング（Well Aging）」を目指したいものです。

今、長寿を保っていらっしゃるみなさんが、長くいきいきと充実した日々を過ごせるようにお役に立てますことを願っております。


なおこの本を書くのにあまり理路整然と説明するよりも、さまざま話題を取り上げながら諄々《じゅんじゅん》と（ややくどく）書くほうが問題点を理解していただくにはわかりやすいかと思い、あえて少し内容が行ったり来たりすることにもなりました。

私と向かい合って話を聞いているつもりで、気楽に読み飛ばしていただければと願っております。

日本メンズヘルス医学会名誉理事長、札幌医科大学名誉教授、メンズヘルスクリニック東京名誉院長
熊本悦明

さあ立ち上がれ 男たちよ！
老後を捨てて、未来を生きる。

目次

「孝行息子」からの報告
ニヤニヤ笑っている場合ではない

第2章 すべてが決まる「熟年期」

更年期を経て熟年期へ
「老衰」なんて言葉からして哀しい
生きるための生理、「らしく」生きるための生理
「元気に」生きることが、軽視されている？
熟年期健康医学を確立せよ
60歳からも未来がある
男性ホルモンはエンジンオイル

第3章　男性ホルモンで元気に生きる

人差し指の長さと男性ホルモンの関係
「尿道のミニポーチ」が教えてくれること
ホルモンによってつくられる男と女
人間にも「生き物としての制約」がある
〝種を守る〟役目から解放される更年期
恋人か同居人か
早くから朝のエレクトがなくなると寿命が短い？
認知症を遠ざけたい！
女性にとっても男性ホルモンは宝物

第4章　男性ホルモンを増やす生活術

まずは「朝のエレクト」で自己診断
生活の中で男性ホルモンを高く維持するには
栄養の「間違った常識」から脱すべし
50代でも筋肉質の体になれる
男性ホルモンはタンパク質の立体構造を修正する
熱ショックタンパク質（HSP）の驚きの機能
疲労回復や自己治癒の本質
HSPを増やす生活術
まず「男性ホルモン」と「運動」。それに「栄養管理」「社会活動」
本格的に低下している人は医療機関へ
質問表でチェックしてみましょう

イラスト　北谷しげひさ
装丁　bookwall
DTP　美創

第1章
それは「うつ病」ではありません

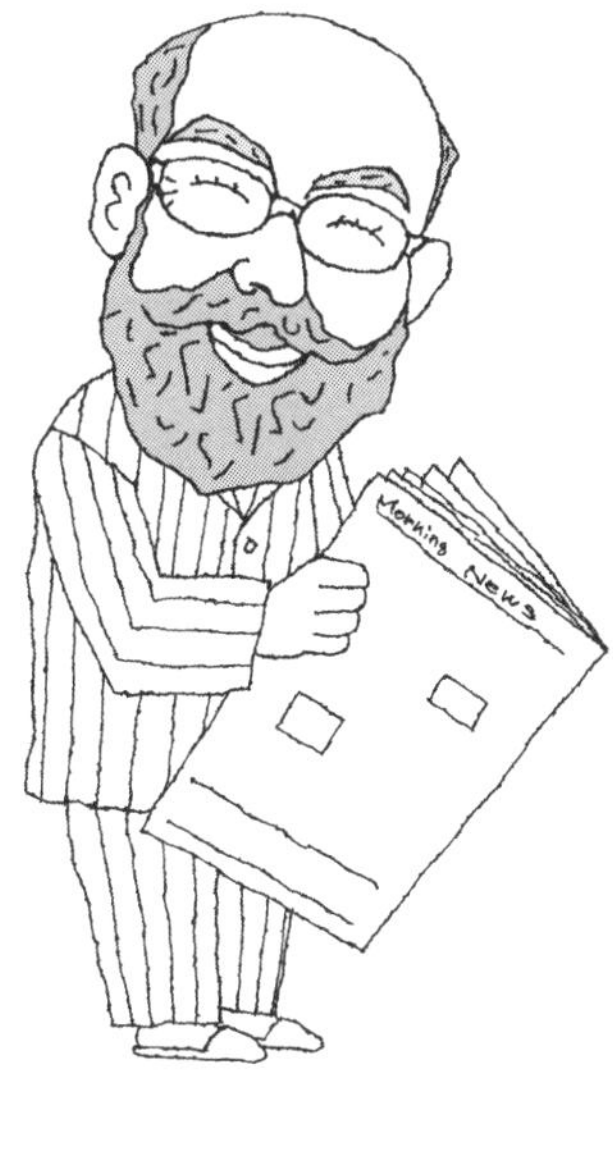

みなさんが感じている体の不調。憂鬱な気分。
「昔のように元気にならない」
そんなとき、みなさんはなんと言って
自分を納得させているでしょうか。
「年のせいだ」
「うつかもしれない」
けれど、それが年のせいでも、うつのせいでもなく、
ほかの「何か」のせいなのだということを、
私はみなさんに理解していただきたいのです。

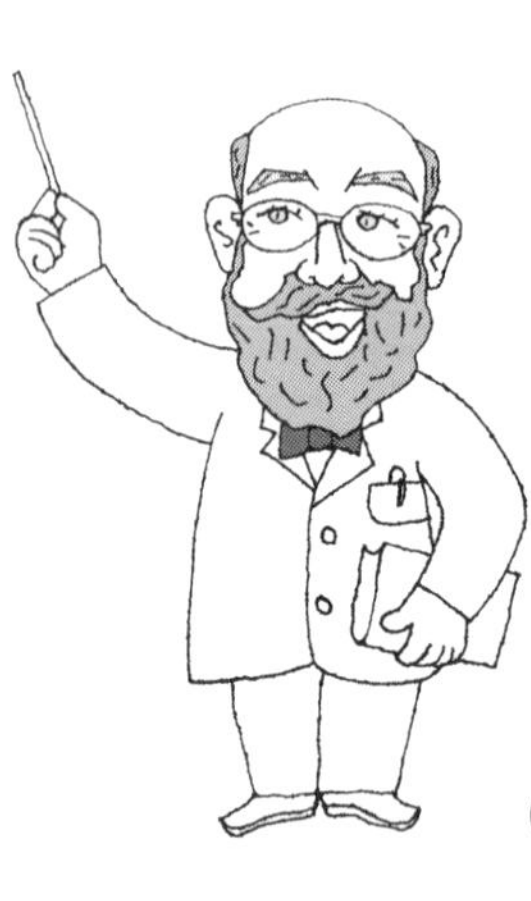

この章のポイント

◎男のプライドが邪魔をする。男は病気を隠す生き物

◎病気の陰に男性ホルモン低下あり

◎すべて生活習慣病で片付けるなかれ

◎問題なのは〝男性ホルモン低下症候群〟

◎早朝勃起は健康のバロメーター

◎「セックスしたから長生きできる」ではなく、「セックスできるほど元気なのである」

「50歳前後のうつ症状」の正体

世の男性方40歳から50歳は、まさに人生の華の年代として活発な働き盛りで、仕事に熱中して生き甲斐を感じつつ、楽しく過ごしているのではないでしょうか？　日常いろいろな難題を抱えていても、それを解決する心意気を持って「やるぞ！」と勇敢に行動していると思います。それなのに、

「なかなか寝付けないうえ、夜中にたびたび目が覚めてあまり熟睡できません。立場上、人には言えないのですが、人に会うのも億劫だし、やっとの思いで会社に行っています。かなり気持ちが落ち込んで、食欲もないし、やる気も出ない。毎日が憂うつで仕方がないんです」

50歳前後で一見元気そうに見える、こんな心身の不調（抑うつ症状）をひそかに訴える男性がめずらしくありません。たとえば本社の課長から支店長に栄転、「頑張るぞ！」と張り切って日々を過ごしている人が、いつの間にかこのように

「つらくて仕方がない」「会社に行くのに足が重い」となってしまう。困ったことに仕事の第一線で活躍している男性に多いのです。

最近は「うつ病は誰でもかかる病気」「心のカゼ」などと知られるようになってきました。しかも現代はストレス社会です。以前よりも気軽に、多くの人が心療内科や精神科の門をくぐるようになりました。

こんなとき医師を訪れると、たいてい簡単な問診の結果「それはうつ病ですね」と診断されて、〝抗うつ剤〟を処方される。しかし、なかなか治らない。それどころか、かえって症状が悪化するケースがしばしばあります。

よくならないので、医者は薬の量を増やしたり新しい薬に変えたりする。しかも、何年も長期間服用させている。快方に向かうどころか、だんだん調子が悪くなっていく患者さんがたくさんいます。私の経験では、8種類もの抗うつ剤を延延と投与されている患者さんがいました。

もちろん抗うつ剤がよく効く患者さんもいます。それは20代で一度うつ病にかかった人が、中年期に再発する「本態性うつ病」の場合です。50歳前後になって、初めてうつ反応を中心とした症状で体調を崩している男性にも、一様に抗うつ剤を使うのは明らかにおかしい。

50歳前後で冒頭に挙げたような症状が現れた男性方は、男性ホルモンの低下症候として起こる「更年期障害によるうつ反応」のケースが非常に多いのです。

一般にも知られるようになった「男性更年期」

「男性更年期」という言葉は、今ではかなり知られるようになりました。

20代でピークだった男性ホルモンの分泌が、中高年になってくると少しずつ減少していきます。その影響で、心身にさまざまな不調が現れるのが「男性更年期障害」です。女性だけでなく、男性にも「更年期障害」があることはかなり認知されてきたわけですが、まだまだ充分とは言えません。

困ったことに、医学界でもこの問題への関心がかつてはかなり低かったのです。

その男性ホルモンの値を、ようやく1998年6月から健康保険で測れるようになり、少しずつ問題点が明らかになりつつあります。しかし、まだ検査としての測定が一般化していませんし、人間ドックでもまだ測定していないのが現状です。それでも少しずつ男性ホルモン測定がひろがりつつあり、やっとここまでたどり着いたかという感慨もあります。ただ、重要なことは測定した後なのです。その測定結果をどう生かしていくかというところを忘れてはなりません。

やや余談ですが、1970年代、私は中高年の男性ホルモンの値を測定して、男性にも更年期障害があることを医学総会などで主張したのですが、学会では不評を買いました。偉い先生から「閉経のない男性にそんなものあるはずがない。あまりおかしなことを言っていると、研究者として信用をなくすよ」とも忠告されたくらいです。

というのも、当時の概念では、女性は閉経で女性ホルモンが急減するけれども、男性はほとんど男性ホルモン値が下降しないか、下降しても加齢とともにきわめてなだらかに減っていくので、あまり問題ないと考えられていました。

ところが、測定自体が難しかった男性ホルモンの値を、そのころようやく研究的に測れるようになったので実際に測定してみたところ、予想以上に下がり方が急な方がかなりいた。それを学会で発表したのですが、その補充が必要であるという主張が認められるまではずいぶん時間がかかりました。

男性医学研究の道に入って60年（研究還暦）になる私にとっては「ようやく、注目を集めるようになったか」という思いです。

必要なのは抗うつ剤ではなく男性ホルモン

私が診療している男性外来には「何年も心療内科でもらった薬を飲んでいるのだけれども、いっこうによくならない」という患者さんがかなり訪れます。

実は、抗うつ剤や精神安定剤には男性ホルモンを抑制するプロラクチンというホルモンを高める作用もあり、もともと低下していた男性ホルモンの働きをますます弱めるという悪循環となってしまい、かえってうつ症状を悪化させてしまうのです。

となると、必要なのはそうした薬ではなく、男性ホルモンの補充なのです。実際、抗うつ剤の服用から男性ホルモン投与に切り替えると、みなさんお元気になります。「長く、苦しんでいたのがウソのようだ」と、本人や家族にびっくりされることもよくあります。

そのくらいこの切り替えは有効ですが、抗うつ剤を長く服用している方の場合、急に中断することはできないので、少しずつ量を減らしていかなくてはいけません。そうやって男性ホルモン補充だけにするにはかなり時間がかかります。「安易な抗うつ剤投与の後始末」は、なかなか大変です。

男性ホルモンの低下で起こる不具合は、冒頭に挙げた、男性更年期障害の「うつ症状」だけではありません。

近年、「LOH症候群」（加齢性男性ホルモン低下症候群）という言葉が、新聞や雑誌に載るようになりました。

症状には疲労感、ほてり、発汗、めまい、頭痛といった身体症状と、いらいら感、やる気・気力の低下、集中力や記憶力の低下、不眠、うつなどの精神症状があって、早い人は30代から出てきます。

更年期になり女性ホルモンがガクッと減って閉経する女性に対して、男性は通常、男性ホルモンが

男性更年期／熟年期に起きる臨床的問題

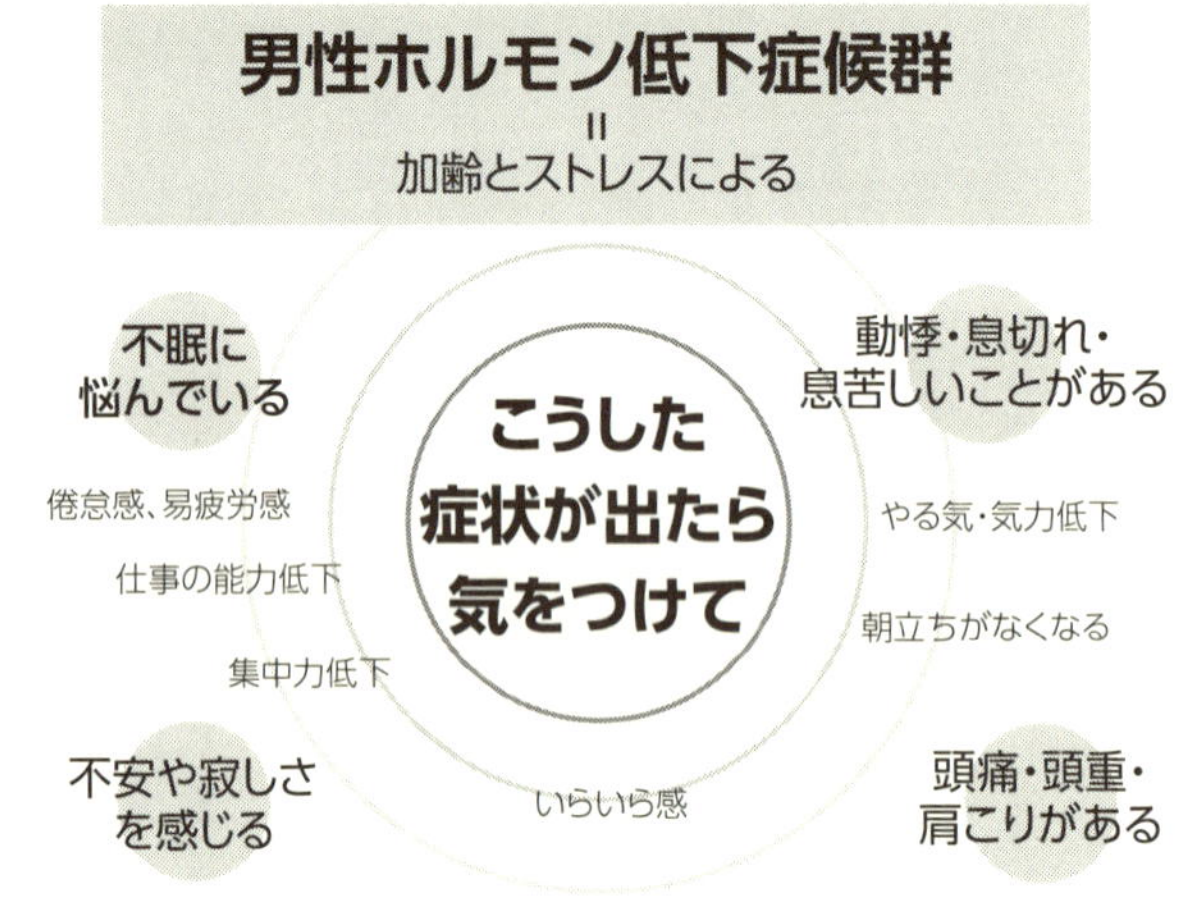

年齢とともに少しずつ減っていきます。だから、変化に気づきにくいのですが、男性にもしばしば、ストレスでガクッと低下症状の出るケースがあります。加えて男性の場合、女性の閉経や更年期障害に比べて、年齢層の幅が広く、しかもその症状の強さにばらつきが大きいという特徴があります。

（閑話休題・若い医師の中にはLOHを平気で、「ロー」「老」と言う人もいるのですが、家族などから〝老人〟扱いされて怒る中高年男性がかなりいらっしゃいます。LOHを「老」と発言するのは止めていただきたいと思います。）

男はストレスに弱い生き物

男性ホルモンの低下が起こる最大の要因はストレスです。次章で詳しく述べますが、脳がストレスを感じると、男性ホルモンが抑制されて、急減してしまう。ガクッと低下するといろいろ不具合が起こるのです。

男性には力強くて活動的なイメージがありますが、実際はストレスに非常に弱い、センシティブな生き物です。

私は学生時代、よく北アルプス登山をしていたのですが、山での遭難事故の報道を見ていると生き残るのはだいたい女性でした。そのころ私は「男は一生懸命に下山路を探したり、避難場所を確保したりしているから疲れ切って死んでしまうのではないか」と思っていたのですが、そうではなかった。

飛行機事故で生き残っているのも圧倒的に女性が多いというデータもあり、女性のほうがストレスにずっと強いのです。このことはさまざまな実験で確かめられています。

しかも男性はプライドが高く、他者に隙を見せたがらず我慢しているので、それだけストレスも大きくなります。

40代、50代といえば、会社でも家庭でも責任が重くなる時期です。当然、ストレスも増加しています。ところが、中年期になると青年期よりもストレスへの身体反応がより過敏になるので、影響が強く出やすくなります。生活上のストレスが強い人の場合、30代後半でも更年期障害に見舞われる例もあるほどです。

それなのに、こうした年代の多くの男性は、さまざまな不調を「仕事が忙しいから」「疲れているだけだから」と片付けてしまいがちです。男は病気を隠す生き物です。自分では自覚していないストレスも多いのです。

しかもプライドが邪魔をするので、男性ホルモンの低下によってそうした不調が起こっているという事実を、なかなか自ら認めようとしません。よく言われる〝モーレツ社員〟の方ほど、「ＬＯＨ症候群」（加齢性男性ホルモン低下症候群）になりやすいのです。気をつけてください。

男性ホルモンと寿命が関係あるなんて

近年の研究からは、男性ホルモンの低下が健康のリスク要因になっていることが続々と明らかになっています。

そのひとつがメタボ。男性ホルモンの値の低い人は、内臓脂肪が増えてくることが判明しています。実際、お腹《なか》回りのサイズ、ＢＭＩ（肥満度を表す体格指数）、中性脂肪、血圧や空腹時血糖値などが高く、メタボリック・シンドロームのリスクが高い。

また動脈硬化に関係があることもかなりはっきりとわかってきました。動脈硬化が進行すると、狭心症、心筋梗塞などの心疾患、脳卒中、脳梗塞、脳出血などの脳血管疾患を引き起こすので、まず予防すること、そして進行させないことが大切です。

さらに糖尿病の患者さんで男性ホルモンの補充をうけている人は、糖尿病の指標となる数値、ＨｂＡ１ｃ（ヘモグロビンエーワンシー）が改善することも知られています。

いわゆる生活習慣病の陰には、男性ホルモンの低下があることは間違いなさそうです。栄養管理が悪いとか運動不足だけが原因ではないのです。

さらに男性ホルモンの減少は筋力の衰えに直結しているので、足腰が弱くなって寝たきりの原因になるロコモティブ・シンドロームの危険性も高まります。さらには認知症のリスクも高いことが判明しています。

男性ホルモンは寿命にも大いに関係しています。

日本人の平均寿命は、男性が80・50歳、女性が86・83歳（厚生労働省・平成26年簡易生命表の概況）で、男女とも過去最高を更新したそうです。

女性が男性よりも長生きなのは世界各国みんな同じです。ところが、それがなぜかは今までほとんど議論されて

加齢男性に起こる男性ホルモン低下症候群

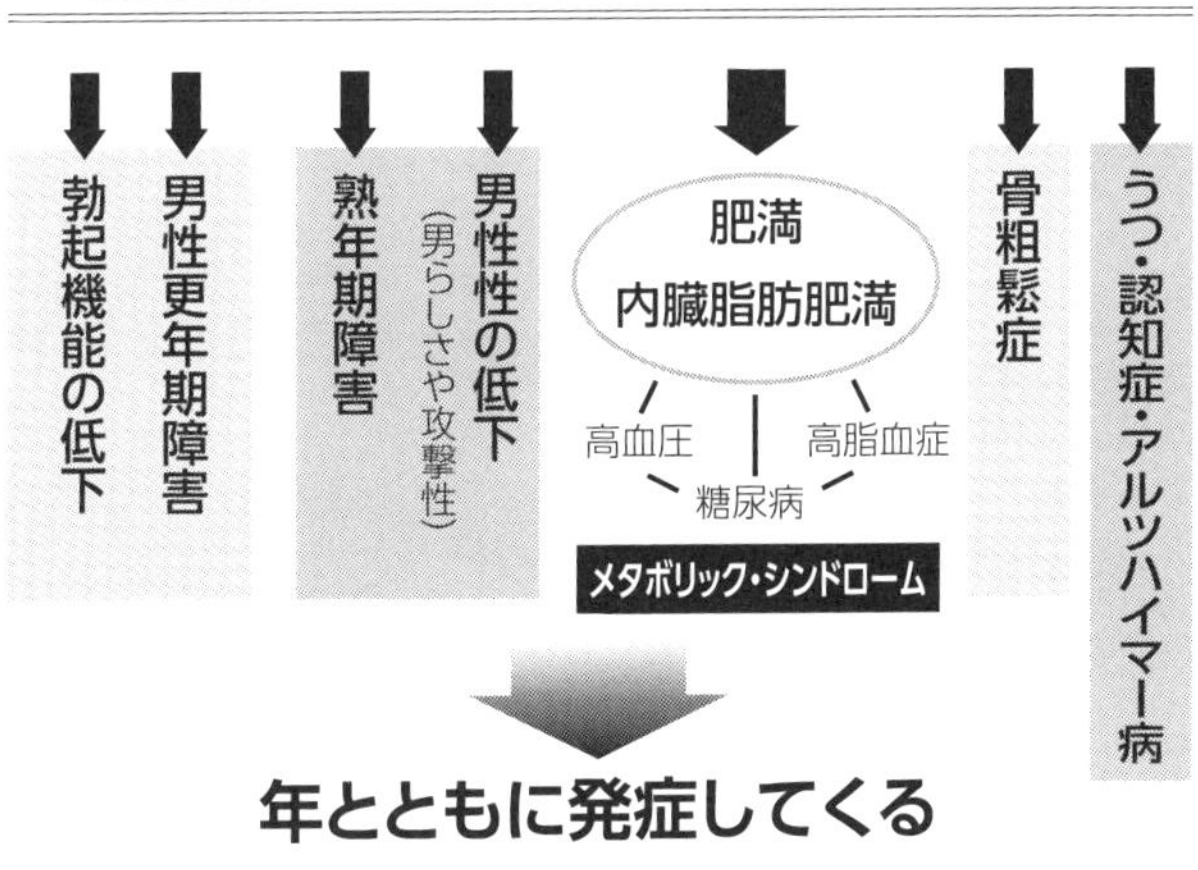

こなかったし、医学の教科書にもほとんど出てきません。誰もが当たり前のことだと思っていますが、なぜそうなのでしょう？

統計データを元に調べると、実は50歳までは男女の生存率はあまり変わりません。ところが50歳以降、男性の生存率が下がってきて80歳までに大差がつくのです。そして80歳以降は、ふたたび男女で生存率の差がなくなってきます。

ということは、この50歳から80歳の期間に、男性の身体には何か異変が起きている。そしてこの異変が、男性の寿命の急降下に関係していると考えられます。

ご賢察のとおり、その「異変」とは男性ホルモンの低下による男性の更年期障害、それに続く熟年期障害です。問題なのは〝加齢性男性ホルモン低下症候群（ＬＯＨ症候群）〟なのです。

そう述べてくると、「どうも自分は男性ホルモンが低いのではないか。だとすると、元気で長生きできないのでは」と不安になる方がいるかもしれません。

肝心なのは、男性ホルモンが下がらないようにすること（どうすればいいかは

第4章で詳述します)。もしも測ってみて低かったら補充してやることです。

男性ホルモンを補充すると、筋肉が増えて内臓脂肪が減少します。つまり肥満やメタボの改善に効果があるので、動脈硬化を防いだり進行を止めたりできます。ロコモティブ・シンドロームや認知症を遠ざけることもできるのです。

もちろん前述のとおり、「やる気」「元気」「意欲」が湧いてくることが非常に大事なので、日々の生活がいきいきと充実してきます。


「女性はどうなの?」「人類の半分、女性について触れていないじゃないか」という疑問の声が上がりそうですが、女性の身体にも男性ホルモンはあります。

もう少し詳しく言えば、女性は卵巣や副腎で男性ホルモンをつくり、それを材料にして女性ホルモンをつくっているのです。ですから女性でも、男性ホルモンの低下による不調が起こりますし、健康にも寿命にもはっきりと影響しています。更年期後の女性の寿命は男性ホルモンの値が低いと、男性と同じように寿命が短くなることが明らかになりはじめています。

更年期障害の女性には、以前から女性ホルモンの補充が行われてきましたが、女性ホルモンの副作用が問題とされてきて、最近はむしろ女性に合わせて投与量を少な目にして男性ホルモンを補充することがかなり注目されているのです。

さらに、若い女性の不妊症の場合も男性ホルモンが低いがゆえに、卵を成熟させる女性ホルモン不足を起こしているとして、男性ホルモン投与も行われています。男性ホルモンが、女性ホルモン産生に関わっているということが理解されつつあるのです。

男性ホルモン値を測る・読むことが大切

そもそもホルモンというのは、血液や体液に乗って全身をめぐり、ほんのわずかな量で身体のさまざまな機能をコントロールするきわめて重要な生理活性物質です。たとえて言えば〝車のエンジンオイル〟のようなものです。

その存在は100年近く前から知られていましたが、あまりにも微量なので測るのが困難でした。男性ホルモンの値が測れるようになったのは、先述のとおり1970年代です。

その後、全国の臨床検査センターで各種一般血液検査と同じように、測定が可能になってきたのは1990年からですが、なかなかその測定が普及しませんでした。中高年者のための人間ドックでさえも測定していないのです。

なぜかというと、残念なことに今もまだ、一般内科系、精神・心療内科系の医師を含め、圧倒的多数の医師が内分泌学（内分泌腺および性ホルモンを研究する）にあまり詳しくないためです。体調調節に重要な役割を果たし、健康や寿命に大きく影響する男性ホルモンについての認識が医学界でもまだきわめて低いのです。

現代の医学界では、重要な性ホルモンに関する内分泌学はあまりトピックスのない分野だと目されているからですが、現役の医師があまり関心を示さないのは憂慮せざるを得ません。

そのため「加齢によって減りかかっていた男性ホルモンが、ストレスで一気に落ち込んで、元気・やる気がなくなった状態」とか、後述する「更年期後、60～70代の熟年期での男性ホルモン低下による体調不全」なども含めて、治療として男性ホルモンを補わなければならないということを、ほとんど考慮してもらえません。くどいようですが、男性ばかりでなく女性でもそれが言われはじめているのです。

しかし、男性ホルモンを補うと、すべてとは言えないものの、かなりよく治ります。

それゆえに私はずっと「ホルモン値を測って、低下しているなら男性ホルモン補充を行うべきだ」と提唱し続けてきました。ようやく最近、男性ホルモン低下の意義を理解し、測定して低ければ補充治療をしてくれる精神科医も現れはじめたのですが、まだまだ少数派です。

また、ここでひとつ留意しておくべきこともあります。

男性ホルモンを測ってみてあまり低下していない場合に、「これは『本態性うつ病』だ」として、抗うつ剤の適応例だと決めつけるような意見があるのですが、問題はもう少し複雑です。ちょっと専門的ですが、男性ホルモン受容体が弱い人の場合、男性ホルモンは充分にあっても、働きが悪いケースがあるからです。

かねてから体調不全のある男性の男性ホルモンを測ることを提唱し続けてきて、1990年2月からの男性ホルモン低下が強く考えられる症状に限って（もっと広くチェックすべき方々は多いのですが……）、ようやく健康保険でもカバーされるようになりました。その際、測定値の読み取り方と医学的にどう対応するのかが大切になることを、あらためて強調しておきたいと思います。

「朝のエレクト（朝立ち）」していますか？

検査や測定について繰り返し述べてきましたが、実は男性はみんな、自分の男性ホルモンのレベルをおおよそ自覚することができます。
それが「朝のエレクト（朝立ち）」です。医学的には「早朝勃起（モーニング・エレクション）」と言いますが、これがなくなるというのは、男性ホルモンが減ってきたとき、いちばん初めに出る、わかりやすい症状です。

男性ホルモンは睡眠にも関係が深いので、低下すると睡眠障害になり、さらに「朝のエレクト」をしなくなります。それにはこんなメカニズムが働いています。

われわれの睡眠にはノンレム睡眠とレム睡眠という2つのパターンがあって、交互に繰り返しています。
レム睡眠というのは、急速眼球運動（REM = Rapid Eye Movement）を伴う睡眠のことで、身体が眠っているのに脳が活動している状態です。健康な人が眠っているときは、ノンレム睡眠（脳も深い眠りで休息状態になり、急速眼球運動を伴わない睡眠）と、このレム睡眠が交互に現れるリズムがあり、一晩の睡眠では4～5回のレム睡眠が観測されます。

そのレム睡眠は、身体の基礎機能を調整している副交感神経が活性化して腸などが動くのですが、陰茎も腸の親戚の内臓の一部として同様に反応し、無自覚の「夜間睡眠時勃起」が起こります。

神経すべてが休んでしまうと死んでしまいますから、ときどき人間生理の基本である副交感神経が興奮するのです。車がハイウエイを走るとき、ときどきアクセルを踏まないと止まってしまうので、アクセルを踏むのと同じです。

レム睡眠時のエレクト

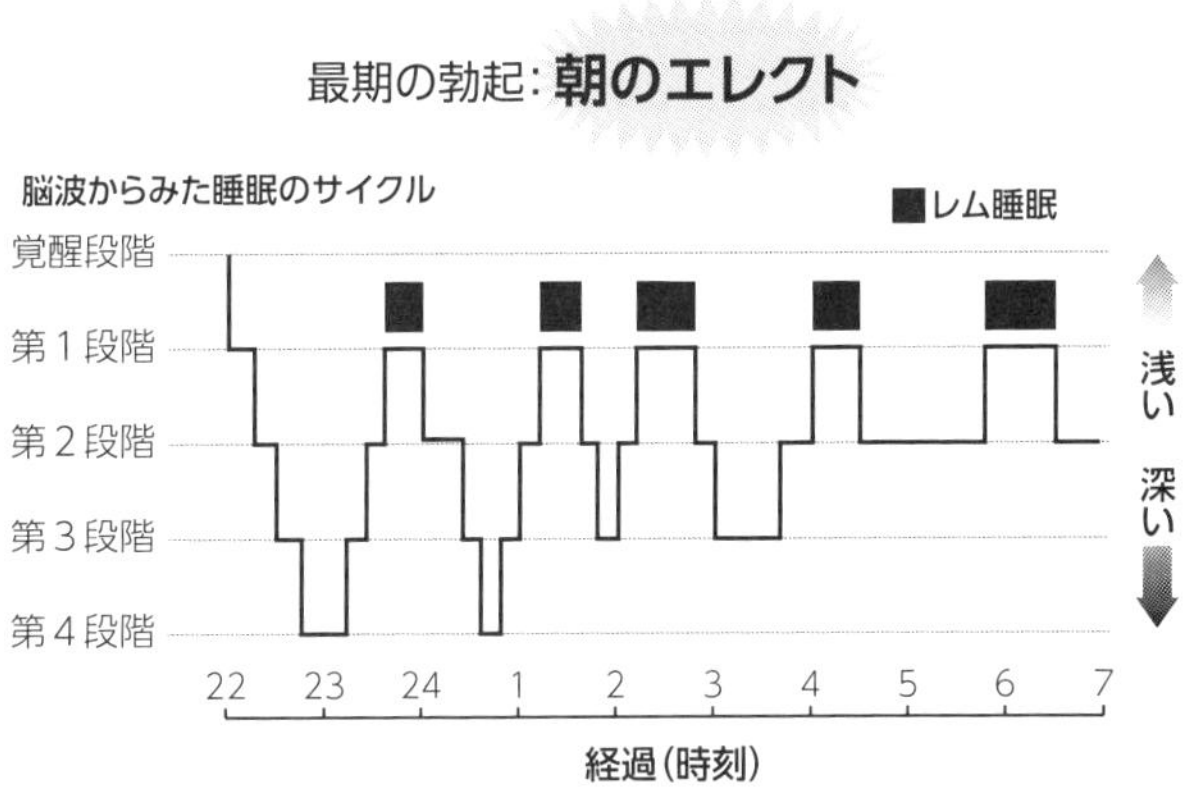

朝、ちょうどレム睡眠のところで目が覚めるので、無自覚でエレクト（勃起）していることに気づく、というわけです。60代でも健康であれば、睡眠時間の2割、20代では寝ている間の半分はエレクトしているのです。

これがいわゆる「朝立ち」（朝のエレクト、早朝勃起）で、性的興奮をしたときの自覚的勃起とは別の機序である〝男の生理〟と言われ、基本的な男の生理、元気さのシンボルなのです。

男性ホルモンが低下してくると、その睡眠のリズムが乱れるので、夜中に何度も目が覚め、レム睡眠が朝まで続かないので、朝のエレクトがなくなるわけです。

そのため朝のエレクトがなくなったという患者さんに男性ホルモンを補充すると、睡眠障害が解消され、朝のエレクトに気づくようになる。気づくようになった方から、「そういえばこのごろ、夜中に起きなくなりました」と言われることが非常に多いのです。

女性の場合、毎月正確だった月経周期が乱れてきて、やがて閉経になります。

男性では、朝のエレクトが、機序は異なっていてもこれに相当する生理と言えます。

「最近、朝何も起きていない」と気づいたら、男性ホルモン低下の可能性が高いというサインだと思ってください。

「孝行息子」からの報告

女性が月経によって自分の身体の調子を知るのと同じように、男性は朝のエレクト（勃起）があるかどうかで、見えない身体の中の状況を知らせてもらっているわけです。

俗にオチンチンは「息子」と呼ばれますが、まさに「身体の中はこんな乱れた状況でございますよ」と教えてくれる、孝行息子のきわめて重要な報告なのです。無視してはいけません。

ところが、講演会などで「朝のエレクト」を話題にすると、ニヤニヤして真面目に聞いてもらえないことがよくあります。勃起というとセックスのことだと思う人がほとんどでしょう。耳にするのも、口にするのも憚《はばか》られるようです。

かつて、ＮＨＫの人気番組『ためしてガッテン』で、男性ホルモンの特集をするので相談にのってほしいという依頼があったとき、番組スタッフから「『勃起』という言葉は使わないでほしい」と要望されました。

勃起は、セックスのためだけに起きるわけではありません。男性は母親の胎内にいるときから、ときどき勃起しているのをご存じですか？　ごく当たり前の男の生理現象です。

しかも「朝のエレクト」は、男性ホルモンの状態に加えて、血管の健康状態をいち早く教えてくれる非常に大切なサインです。先に動脈硬化について少しだけ触れましたが、人体で一番細い動脈はペニスにあって、直径はわずかに１～２ミリ。動脈硬化もそこから始まり、心臓や脳の血管に進むのです。男性性器は、まっさきにその兆候が現れる場所なのです。

「人間は血管とともに老いる」という言葉があります。

　血管が老化して動脈硬化を起こすと血が回らなくなる。どこが最初に影響を受けるかと言えば心臓です。次に脳でしょう。脳の機能が落ちてドーパミンも低下する。やる気も出なくなって、記憶力も低下しうつや認知症になります。

　しかも男性は脳の血管が弱い。65歳以上の要介護者の病因に占める脳血管疾患の割合は、男性は

EDは動脈硬化で生じる最初の血管病

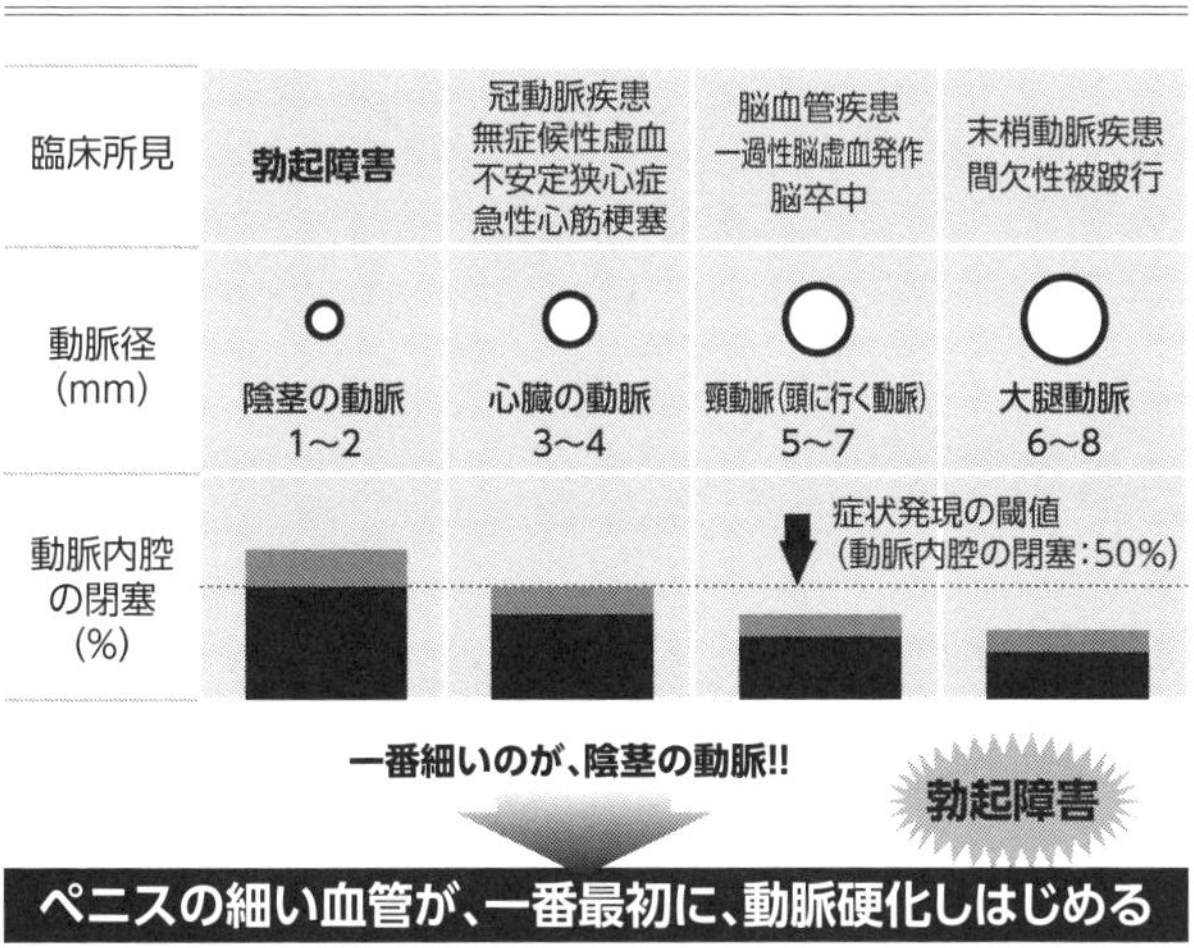

41・5％、女性23・6％と、男性が倍近いのです。

糖尿病、メタボリック症候群、ロコモティブ症候群、アルツハイマー病にもつながる、「ドミノ倒し」の始まりが動脈硬化であり、それを呼び起こすのが男性ホルモンの低下です。

本来ならまだまだ活力溢れる年代である50代、60代で〝男の生理〟たる「朝のエレクト・朝立ち」がほとんどなくなったとしたら、身体に異変が起きていると考えなくてはいけません。早急に手を打てば、まだまだ元気は復活します。

朝のエレクトの有無は、中高年男性の生活の質や寿命を左右する男性ホルモン低下の非常にわかりやすい指標、健康のバロメーターです。

こうしたことを「勃起」という言葉を隠して更年期障害を説明するのはとても不自然であると主張したら、残念ながら『ためしてガッテン』への出演は断られてしまいました。

ニヤニヤ笑っている場合ではない

「男性ホルモン」という言葉も、多くの人がセックスを想像するようです。

たしかにセックスに関して重要な役割を持っていますが、男性ホルモンはペニスをエレクトさせたりセックスするためだけに存在するわけではありません。次章で詳しく説明しますが、セックスの本質的な目的は子孫を残すこと、つまり「命をつなぐこと」にあります。

人間の場合、「子どもをつくる」のはごく短期間ですが、「生まれた子どもを一人前に育てる」ためには時間がかかり、莫大なエネルギーが必要です。私たちの身体には、その長い子育て期間を乗り切るための仕組みが備わっており、男性ホルモン、女性ホルモンはそこで非常に重要な役目を果たしています。

決して〝一時の快楽〟のために「性ホルモン」があるわけではないのです。

最近の週刊誌では「高年齢でもセックスするのがいい」「死ぬまでセックスで

きる」などとあおるから、男性ホルモンにもそんなイメージしか湧かなくなるのでしょう。

しかし、セックスと高齢者の健康の関係は順番が逆です。

セックスしたから元気になるのではなく、元気だからセックスするのです。これはもう、週刊誌ボケだと言わざるを得ません。


私が男性医学研究の道を志してから、はや60年が過ぎました。

「男は、もっと自分自身の心身について知ってほしい」「男性としての生理を考えなさい」と、60年間、私は声を大にして主張し続けています。

自分が生き物だということを忘れてはいけません。「朝のエレクト」や「男性ホルモン」という言葉のイメージだけに反応してニヤニヤ笑ったり、忌避したりしている場合ではありません。

付け加えておきたいのですが、よく働き盛りで心筋梗塞で倒れたり、急に亡くなられたりする方がいらっしゃいます。ペニスの次に細い血管が心臓血管です。

心臓血管の動脈硬化は比較的起こりやすく、朝のエレクトがなくなると、次は心筋梗塞、その後、脳梗塞を起こしやすいのです。

勃起障害を気にして早目に治療をした人は「ラッキーである」とした海外の報告は、かなり有名な医学論文として知られています。

ホルモンを笑う人は、最後に泣く。

第2章
すべてが決まる「熟年期」

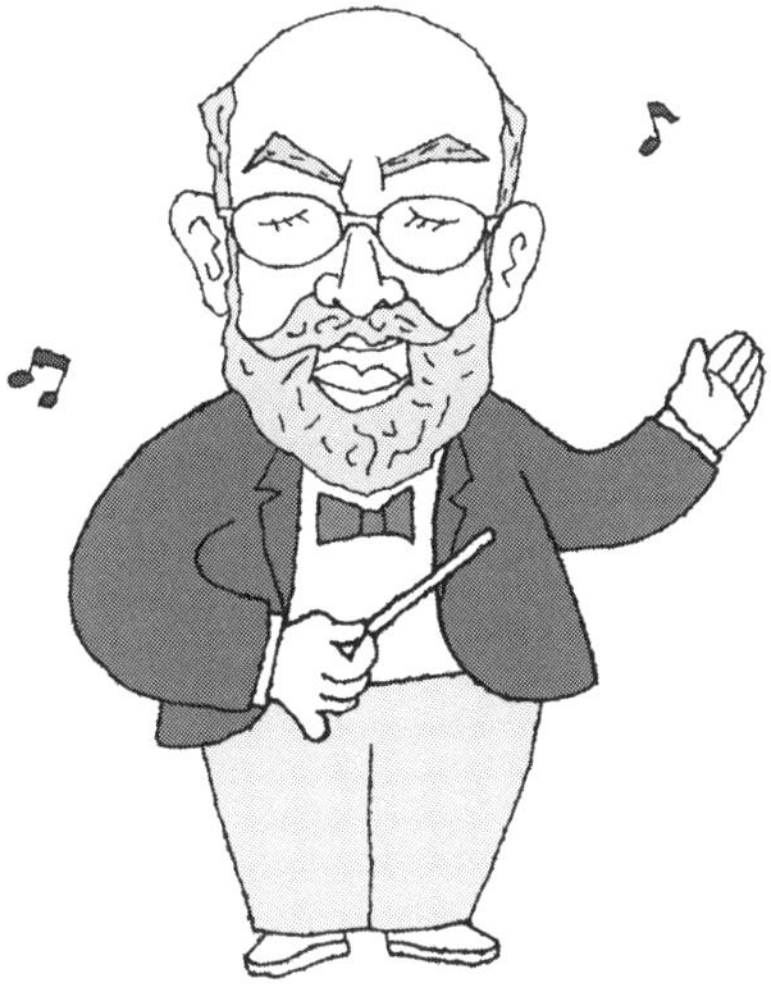

「更年期」という言葉はよく聞くようになりました。

とくに女性は、その言葉には敏感です。

では、更年期の次に待ち受けているのは何か。

「熟年期」です。

60歳から90歳。その年代を「老人」とひとくくりにするのは、医学的に無理があり過ぎます。

女性も、そして男性も。

身体がどんどん変化する熟年期にこそ、幸せな未来のチャンスがあるのです。

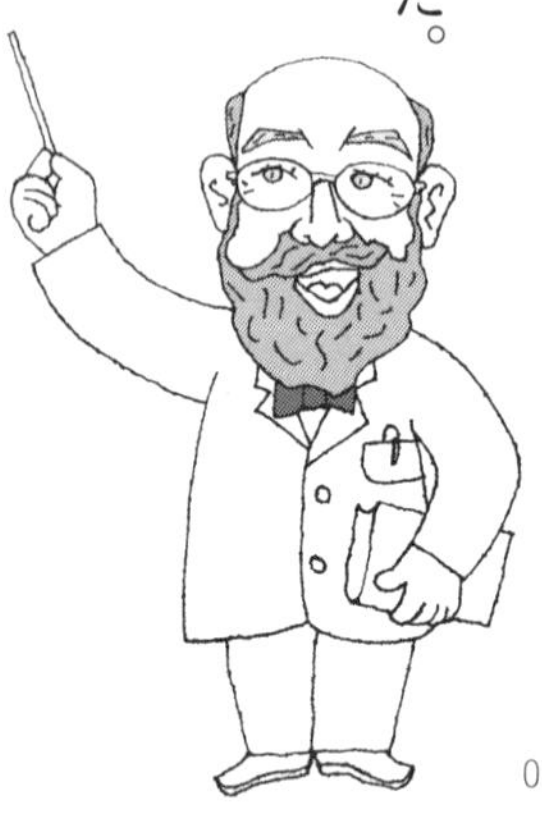

この章のポイント

◎アンチエイジングからウェルエイジングへ

◎あなたの幸せはあなたの身体の中にある

◎疾患医学から健康医学へ

◎老後ではない、未来がある

◎「一身」で「一生」を生きる

更年期を経て熟年期へ

20代を思い起こすと、元気にあふれていたなぁという感慨を持つ方が多いことでしょう。20代は人生でもっとも男性ホルモンの値が高い時期です。男性ホルモンは性的な面だけでなく、活発性、積極性といった精神面、筋肉や血管などをつくる身体面にも大きな影響をおよぼしているので、何ごとにもアグレッシブで、疲れも知らずに行動できるのです。

男性ホルモンにはいくつか種類がありますが、その95%を占め作用も強力なのが、「テストステロン」です。このテストステロンは、人によってばらつきが大きいという特徴があり、いわゆる「草食系男子」はそのテストステロンの値が低いことが証明されています。

左の図で示すように、中高年になると少しずつ減ってきて、ことに50歳あたりから低下現象はより顕著になっていきます。ただし、個体差がかなり大きいので、

60代になっても20代に匹敵する人もいる一方で、40代にして70代並みという人もいるわけです。

テストステロンの低下で起こる症状は、①うつやイライラといった「精神症状」、②疲労感、筋力の低下、ほてり、発汗などの「自律神経失調症状、身体活力低下症状」、③勃起不全（ＥＤ）や性欲の減退などの「性機能の症状」の3つに大別できます。

なぜこうした精神症状や身体症状が現れるのでしょう？

男性ホルモンの加齢による変化

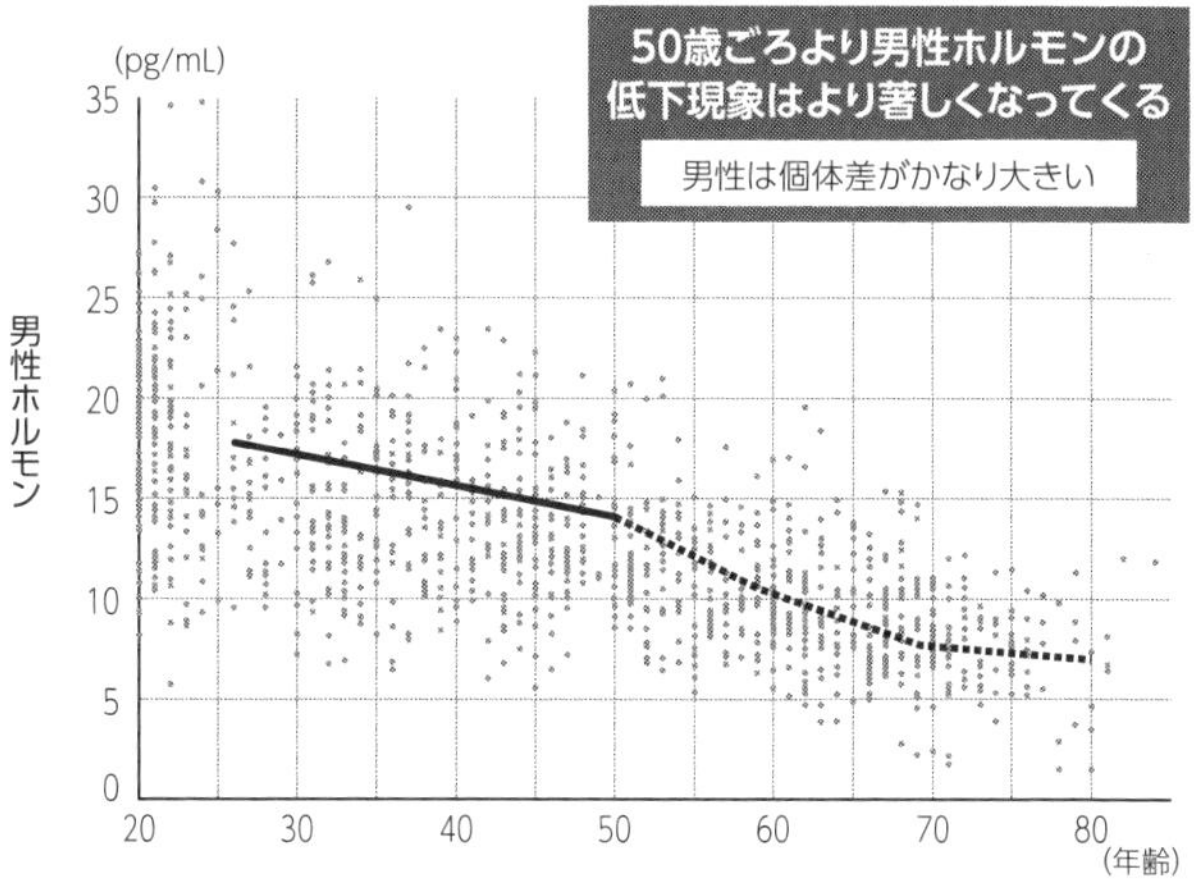

うつ病は脳のセロトニンが減少して発症します。セロトニンの役割は「静かな覚醒をコントロールして、脳機能全体のバランスをとっているオーケストラの指揮者のような役割」（有田秀穂東邦大学名誉教授／生理学）とされております。

そのため、セロトニンが減少すると寝起きが悪くなったり、自律神経失調症を起こしたり、さらに高度になるとうつ病になると考えられるのです。

男性ホルモンの減少はセロトニンを減少させるので、更年期障害でみられるうつ症状を発症させたり、また、自律神経失調症状（めまい・発汗・冷えなど）を出現させたりするわけです。

しかし、私は、男性ホルモンのほうが、むしろ脳を含めた身体全体の機能をコントロールする「オーケストラの指揮者」だと信じています。指揮者がサボっていると、身体が不協和音を発しているわけですね（左の図参照）。

中高年男性に実際に現れる症状である男性ホルモン低下症候群（ＬＯＨ症候群）は、年代によってかなり違います。そこで私はこれを「更年期」「熟年期」と区分することを提唱しています。症状や医学的な対応がかなり異なってくるか

テストステロンは指揮者的役割

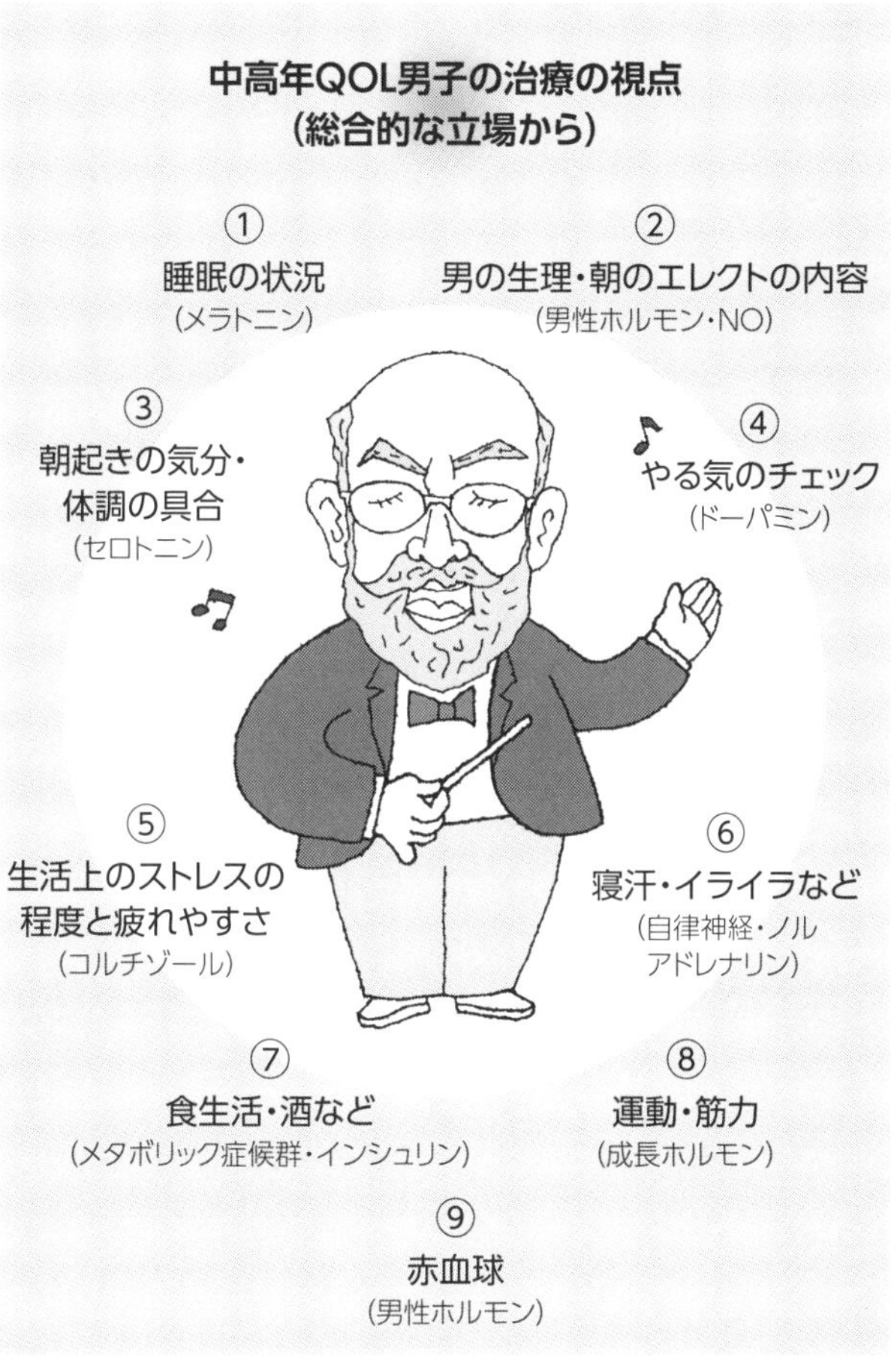
中高年QOL男子の治療の視点
（総合的な立場から）
① 睡眠の状況（メラトニン）
② 男の生理・朝のエレクトの内容（男性ホルモン・NO）
③ 朝起きの気分・体調の具合（セロトニン）
④ やる気のチェック（ドーパミン）
⑤ 生活上のストレスの程度と疲れやすさ（コルチゾール）
⑥ 寝汗・イライラなど（自律神経・ノルアドレナリン）
⑦ 食生活・酒など（メタボリック症候群・インシュリン）
⑧ 運動・筋力（成長ホルモン）
⑨ 赤血球（男性ホルモン）

らです。

・更年期

一般的に「更年期」の症状というのは、50代で精巣内のテストステロン分泌細胞の機能低下が始まることで起こります。

この時期の特徴は、ストレスの影響が大きいことです。精巣のテストステロン分泌機能は脳下垂体から出る性腺刺激ホルモンがコントロールしており、強いストレスがかかると、そのホルモンが抑えられて、その結果テストステロン低下につながり、加齢による低下に拍車をかけるのです。

さらに中年期になると、ストレスへの身体反応が若いころより過敏になるので、その影響は強く出やすくなります。生活上のストレスが強い場合、30代後半でも更年期障害に見舞われるケースもあるほどです。

ほとんどの男性は自分ではストレスをあまり意識せずに暮らしており、症状が現れるまで問題意識がありません。そのため、突然の更年期障害に戸惑うことがひんぱんに起きるのです。

普通ならさして低下しない更年期に強いストレスを受けテストステロンが著しく急減すると、うつ症状が強く現れます。これはテストステロン低下によって、セロトニンやドーパミンといった神経内分泌物質も著しく減少するからです。高かった状態からの急降下は、強いうつや自律神経失調症状につながります。

20代～30代ではバリバリ仕事をしていたような元気自慢の人、先にも述べましたがいわゆる〝モーレツ社員〟型の人ほど、この更年期障害を発症しやすいことに注意しなくてはいけません。

この年代のうつ症状は、抗うつ剤より先に、前章で述べたようにテストステロンの補充でかなり改善します。低テストステロンの状態をまず補正することが医学的に重要だと私は考えています。

・熟年期（還暦以後）

ところが更年期の50代までに、そのような急激なテストステロン低下もなく、さして更年期障害を経験しなかった男性方でも、60代の「熟年期」に入るとじわじわと低下症状が現れるようになります。更年期障害とはややニュアンスが異なった症状を起こすのです。

更年期にテストステロンの急減でよく起きる高度のうつ症状のような精神症状は比較的少なく、それより軽い〝やる気・生活活力の減退〟や、〝筋力・体力の低下、だるい、疲れやすい〟といった身体症状が強く見られます。

テストステロンの低下に心身がスムーズに適応できず、軽度の身体症状を中心とした体調不全に悩まされる方がかなり増えているのです。

ところが一般に医師方は、年齢的にそれを単なる生活習慣病のように捉え、プレフレイル（後述）などとして、ことに高脂血症や高血圧といったメタボリック・シンドロームを示唆する検査結果などが出ると、そちらへの対応で片付けられてしまうことがほとんどです。

テレビや雑誌などで宣伝される「身体によい食品」だの「運動」だの、さらにはサプリメントだの、生活習慣の改善だけで体調不全が解消できるように盛んに啓蒙されているので、それをほとんどの人が信じているのでしょう。さまざまな健康情報をテーマにした書籍や高価なサプリメントなどが売れるわけですが、軽い症状の人はともかく、率直に言ってさして効果は期待できません。

テストステロンがほんの少し下がっただけという状態ならまだしも、この年代の体調不全には、もっと本格的な対策が必要。やはりテストステロン補充が基本になります。

少々不穏当なたとえですが、不良同士の小競り合いならナイフやピストルで十分間に合っても、戦争となると大砲だの戦闘機などのしっかりした対応がなくては勝負にならないのと同じです。〝テストステロン補充作戦〟の発動が必須であることを認識せず、〝生活習慣改善とサプリメント作戦〟のみにこだわるのは愚の骨頂と言わざるを得ません。あまり効果は期待できないからです。

「老衰」なんて言葉からして哀しい

年をとると歩く速度が落ちて、少しの距離を移動するのもつらくなってきます。しかもとても疲れやすい——これもよくある症状です。

しかしそれを「もう年だから仕方がない」「老化現象だから当たり前だろう」と思って放っておくと、駆け足で要介護状態に近づくことになります。

２０１４年から、日本老年医学会は、こうした高齢者の活力減退・体力低下である衰弱症状を、「フレイル」と呼ぶことを提唱しています。

「フレイル」は「虚弱」「老衰」を意味する英語ですが、わざわざ「フレイル」に統一しようとしているのは、「虚弱」「老衰」ではあまりにも高齢者の方には失礼な否定的な印象を与えるから適切ではない。かといって、ほかに妥当な表現がないからです。

しかし、最近は英語のわかる人が少なくないので、不愉快な思いをすることではあまり変わらないようにも思いますがいかがでしょうか。私は老（LOH）症候群とか、虚弱（フレイル）などと、高齢者の気持ちもわからない若い医師方の医学的表現には同年輩の者として非常に反対です。

その「フレイル」では、食欲不振、体重減少、抑うつなどが徐々に進行します。こうした症状が現れる加齢現象の初期を「プレフレイル」、そして本格的な「フレイル」となり、対処せずに放置すると、認知障害や孤独に陥って寿命が尽きるスパイラルに向かうとされています（下図参照）。

加齢による体調変化

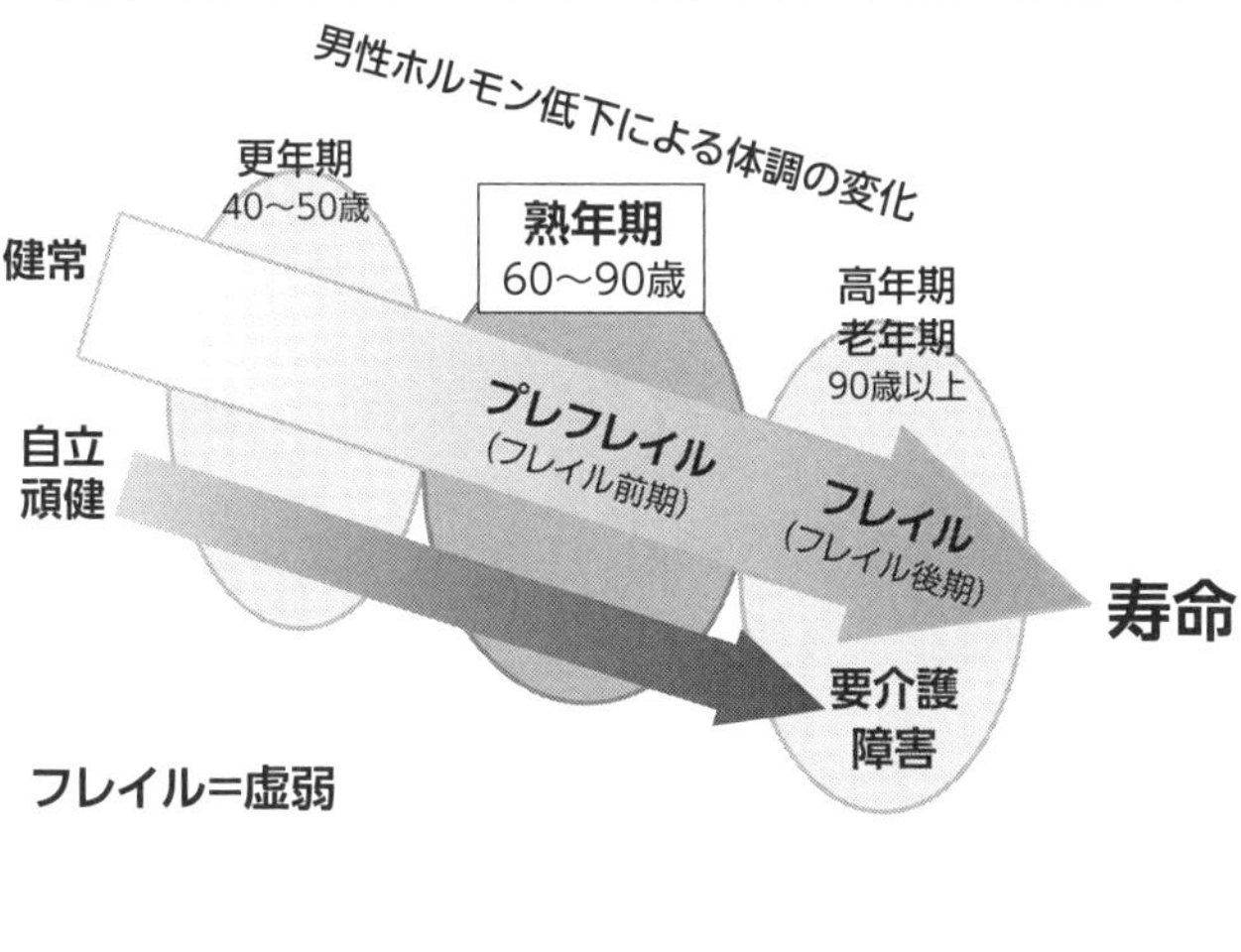

健康医学上の大きな問題は、「フレイル（＝老衰）」になる要因は何か、という点です。現在の多くの医学者は、遺伝子管理による生体生理の減退や悪い生活習慣からの、生活習慣病や運動不足がそれを促進しているのだと主張し、一般に向けてもそう説明しています。

加齢にまつわる体調不全や障害、さらには中高年以降の健康で気になる言葉はたくさんあります。すでに述べてきた更年期・熟年期障害、ＬＯＨ症候群、プレフレイル、フレイル、生活習慣病、骨粗鬆症《こつそしょうしょう》、運動不足、ロコモ症候群……。

それらがいったいどういう関係にあるのか、中高年期の男性の身体の中では何が起きているのか、以下で説明しておきましょう。

健康長寿のために、ぜひ整理して理解していただきたいと思います。メタボ、動脈硬化など生活習慣病から、老年期の寝たきり、認知症までの加齢症状発現のリスクを少しでも下げるためであれば、こうした説明を「読むのが面倒ください」「話が難しい」などと嫌がってはいられないのではないでしょうか。

生きるための生理、「らしく」生きるための生理

生き物としての人間は、2つの生理（生きていくための仕組み）を持っています。加齢により、それぞれが機能減退していきます。

ひとつは〝A：個人の命を維持する生理〟で、生命維持の基本となる遺伝子でコントロールされています。テストステロンが低下してくると細胞内のタンパク質の立体構造が崩れてくるので、これを補充すると完全とはいかないまでも、一応崩れが直り細胞の活力が戻り、身体全体が元気になるのです。

ご存じのように、全身の無数の細胞は少しずつ更新され、置き換えられて生命を保っているわけですが、加齢によって遺伝子管理の機能が低下してくると、細胞の更新がうまくできなくなり、生体の各種機能が少しずつ衰えてくるのです。

これにより全身の免疫機能なども徐々に減退して、がんや感染症にもかかりやすくなり個人の寿命は短くなります。

加齢によるこの〝A生理〟の変化を、悪い方向に推し進めるのが、偏った食生活（栄養管理のまずさ）や運動不足などで、近年は「メタボ」を象徴としているいろいろと医学的に問題視されているわけです。いわゆる生活習慣病対策は、この〝A生理〟が機能低下しないようにしようとしているわけです。

ところが人間にはもうひとつ〝B：命をバトンタッチする生理〟があります。この〝B生理〟をコントロールしているのが「性ホルモン」なのです。

「男性ホルモン」「女性ホルモン」というと、一般の人にとってはセックス、性生活の関連でしか思い浮かばないようですが、実は、人生の中で長期にわたって大事な役割を果たしています。

生殖活動は出発点であり、生まれた子どもを次世代として一人前に育てるためには、体力、気力、バイタリティ、そして包容力や慈しむ心が絶対に必要です。それらを与えているのが「男性ホルモン」「女性ホルモン」にほかなりません。

女性ホルモンには、愛情ホルモンであるオキシトシンを分泌させる働きがあります。オキシトシンは子どもを含めた家族を守り、親密度・愛情をつくります。内向き生理をつくるホルモンです。

一方、男性ホルモンは、その家族全体を守る、安全で適切な生活環境をつくる外向き生理を支配するものです。成人期の男らしさ、女らしさ、ひいては人間らしさがつくられるのは「性ホルモン」であると言えます。

その男女差の問題ですが、女性のみなさんは、性成熟すると月経が始まり、やがて閉経するという生理現象があるので、性ホルモンの作用を体感しています。一方、男性は違いますよね。

男性の場合、何となく性成熟し、そして少しずつ衰えていくので、あまり性ホルモンを意識したことがありません。そのため男性ホルモンの関わる加齢性変化も〝A生理〟の一部くらいにしか認識していないのです。世の中の男性の多くは、〝B：命をバトンタッチする生理〟、種としての〝命をつなぐ生理〟のことを単に性的能力として捉えています。ここに大きな誤りがあります。

驚くべきことに（と私は思っていますが）、医学生が学ぶ生理学の教科書にもこうした解説はあまりありません。そのため男性生理・男性医学を専門とする泌尿器科医などを除いて、医師でさえも男性の〝B生理〟についての認識はきわめて希薄のように思えます。

「元気に」生きることが、軽視されている？

われわれ男性医学を担当する泌尿器科医は、テストステロンをつくる精巣の機能が低い患者さんを、たくさん診ています。たとえば、若い年代の思春期で睾丸（精巣）の発育が悪く男性成熟しない類宦官症《るいかんがんしょう》、また中高年代では前立腺がんの治療のために、男性の〝B：命をバトンタッチする〟の根源である精巣機能を人工的に完全に停止させる抗男性ホルモン療法を受けている患者さんを診ています。

さらに、男女中間の半陰陽の症例にも臨床的に対応しています。

そのような症例の方々にはかなり個人差はありますが、精巣機能が弱かったり停止させたりした場合、性的能力が急激に減退するだけでなく、全身的な生活活性力が著しく低下、さまざまな体調不全を起こしています。

つまり、すっかり元気がなくなって、更年期障害や熟年期障害に見られるような体調不全が現れるのです。前述した加齢によるプレフレイル、あるいはフレイル症状そのものでもあります。言い換えれば、プレフレイル、フレイルも男性ホルモンの低下が引き起こしていたわけです。

泌尿器科医は、日常的にこうした診療を行っているので、睾丸機能が極端に下がるとどんな生理的変化をもたらすかを、日々、かなり詳しく観察しています。

しかも抗男性ホルモン治療でＰＳＡ（前立腺がんの指標となる数値）がしっかり抑えられている患者さんに、ＰＳＡが大きく上がらない程度に、テストステロンをときどき（間欠的に）投与すると、こうした症状がかなり改善し、元気を取り戻すことも、われわれ泌尿器科医は日常的に体験しています。

また、前立腺がんに限らず、抗がん剤治療を受けている患者さんも、ひどく元気を失ってしまうことが多いのですが、体調不全の大きな要因のひとつに、抗がん剤の作用で男性ホルモンが激減してしまうことが挙げられます。

実際にそうした患者さんの男性ホルモン（血中遊離テストステロン）を測定してみると著しく低下しており、テストステロンを補充すると、素晴らしく元気を取り戻し、生活活性力を回復することを、私は少なからず経験しています（第5章参照）。

こうしたことから〝B生理〟のテストステロンが加齢で低下すると、元気さ・活発さといった生活活性力は大きく低下、著しい体調不全に陥り、テストステロンの補充によって大きく改善することがわかります。


すでに述べてきたように、高齢の男性の元気さや生活活性ばかりでなく、代謝系・循環器系を中心に全身の機能低下は、〝B：命のバトンタッチの生理〟が加齢によって衰えてきたことが大きく影響しているのです。

昔の寿命が短かった時代は年齢的に〝A：個人の命を維持する生理〟が不充分な人々が問題の中心だった時代で、加齢による〝B：命をバトンタッチする生理〟の機能低下による問題、つまり更年期や熟年期の健康維持には何が重要かということが表面化しなかったのです。

ところが今や長寿時代となり、日本は世界に冠たる長寿国です。更年期も含めてそれ以降の〝B生理〟が、健康医学上のきわめて重要な問題となっているわけです。

それなのに両者が混同されたあげく、〝B生理〟の変化についての問題点を忘れているように思える点が大きな問題です。今まで〝A生理〟に基づく生活習慣病対策、栄養管理と運動ばかりが喧伝《けんでん》されてきました。医師の指導だけでなく、テレビや雑誌などで紹介される健康法も、ほとんど生活習慣病対策です。

最近まで一時適切な測定キットが使えなくなり、測定が中止されていた遊離テストステロンの検査も、2016年2月から、再度健康保険でできるようになり、全国の人間ドックでも実施される運びになると期待しています。長寿国日本としては遅きに失した感もありますが、これからは〝B：命をバトンタッチする生理〟にもしっかり注意が向けられることになります。

熟年期健康医学を確立せよ

今までの医学は、病気を治すことに最大限の努力を払ってきました。ことに20世紀、この疾病《しっぺい》対応医学は著しく進歩して、感染症やがんをはじめ人類の寿命を縮めてきた病気を抑えられるようになりました。健康を維持しながら、長寿を保って活躍できる人口が急増しているのはその成果です。

長寿国となった日本では、男女とも平均寿命は80歳を超えています（男性80・50歳、女性86・83歳　平成26年簡易生命表の概況）。

高度経済成長期のまっただ中、1970年の平均寿命は、男性69・31歳、女性74・66歳でしたから半世紀もしない間に、10年以上延びたことになります。

1970年代は55歳が定年でしたから、定年後は孫の世話でもしながら還暦を迎え、そこから10年ほどで寿命になるというのが、男性の「余生」であり「老後」でした。

しかし21世紀の現在、還暦の年齢でもまだまだ若々しい。定年を65歳にまで延ばしつつあるという時代です。しかも、現役を離れても社会活動や趣味でいきいきと活動するのが当たり前になっています。

今や「人生90年」とさえ言われるようになりましたが、ただ生きながらえているというのでは、長生きする甲斐がありません。ヘルシーでアクティブであるための熟年期健康医学が重要になってきているのです。ウェルエイジング(Well Aging)でなければなりません。

長寿化時代となった現代、従来の疾病対応医学と、それを前提とした医療制度だけでは医学的にうまく対応できないことが明らかになりつつあります。

その典型例として、65歳から74歳までは「前期高齢者」、75歳以上は「後期高齢者」という規定です。65歳まで働くと現役を離れたとたんに「高齢者」。社会活動から引退した老人の扱いをしているわけです。ただその65歳の決定も、年金につながる政治的・経済的立場で決められているに過ぎません。

白髪をイメージさせる「シルバー」という言い方もされます。現代の60代、70

代ではまだまだ元気ですから、いぶし銀の「シルバー・エイジ」ではなく、むしろ明るい赤く円熟した、美しい「ルビー・エイジ」と呼んだほうがふさわしいと信じています。

医学的な分類でも、これまでは「成人期」の次は「高（老）齢期」になっていましたが、これも現実的ではありません。近年、日本老年医学会でも老化の遅れは注目されており、医学的にも関心が高いテーマになっています。

こうしたことから私は、「熟年期」の概念の定着を提唱しています。

成人期末の更年期を経た年代、60代から90歳くらいまでが「熟年期」です。現在、「後期高齢者」とされている75歳以上でもかなり余裕を持ってこの範疇《はんちゅう》に含まれます。

「熟年期」は、若い世代の還暦前の成人期・現役組よりも豊かな知恵と経験を持った世代です。弱者扱いするのではなく、社会を支える貴重なメンバーとして、現役並みに扱うべき時代になってきたのです。

そんな「熟年期」の人々をサポートする医学では、今までの疾病対応医学とは違ったアプローチが必要です。すなわち科学的・文化的に熟年期障害へ対応する熟年期健康医学の確立が、現代の抗加齢医学分野の急務になっています。

「年は取りたくないもの」というネガティブな意味でのアンチエイジングでなく、今やポジティブな未来感を与えるウェルエイジングの医学が、求められているのではないでしょうか？

60歳からも未来がある

毎年、多数の年賀状をいただいてとても嬉しく読んでいますが、自分よりかなり若いはずの熟年期の方々からの年賀状に、老いの身を嘆く様子が書かれていたりするのは残念でなりません。

やる気・気力・生活活力の減退は、人生から夢をなくしてしまうらしく、落ち込んでいるようです。人間は未来を失ったと思うと、寂しい限りの心境となります。これは50代くらいまでの人にはわからない感覚だと思います。

年寄りは年賀状まで元気がない。生物としての活力減退に伴う自信喪失が、さらに老いを生んでいるのです。

やはり人生の〝未来への可能性への期待〟あってこそ、元気が湧いてきて生き甲斐もあるのです。それに翳《かげ》りが見えると、「自己実現」がなくなってしまうという心理的な敗北感が湧き、生活の張り合いも減退してきて、自信もなくなってきます。

とはいえ、それは「老い」という自然現象のためであり、仕方がないと諦めつつも受け入れざるを得ない――少なからぬ人が、そう自分に言い聞かせているのではないでしょうか。

そして老化による衰えを加速させないため、運動したり食事に気をつけたりして、生活習慣病の予防に努め、精一杯の抵抗をしています。

ただそれは、先述の〝A生理〟への対策に過ぎません。実際に起きている問題に、十分対応できないということは、ここまで読んでくださったみなさんにはご理解いただけたと思います。

下の図は〝A生理〟〝B生理〟の機能が一生の間でどう変化していくかを表したものです。更年期を境に〝B生理〟がガクッと下がるので、昔はそれ以降が余生でした。更年期で早々に男性ホルモンが低下すると、更年期障害が出ることは先に説明しました。この加齢により降下する時期に、テストステロン補充などでリバイタリゼーション（再活性化）することで、還暦以降も、第二の豊かな人生のスタートが切れる時代になったのです。

A生理、B生理の変化

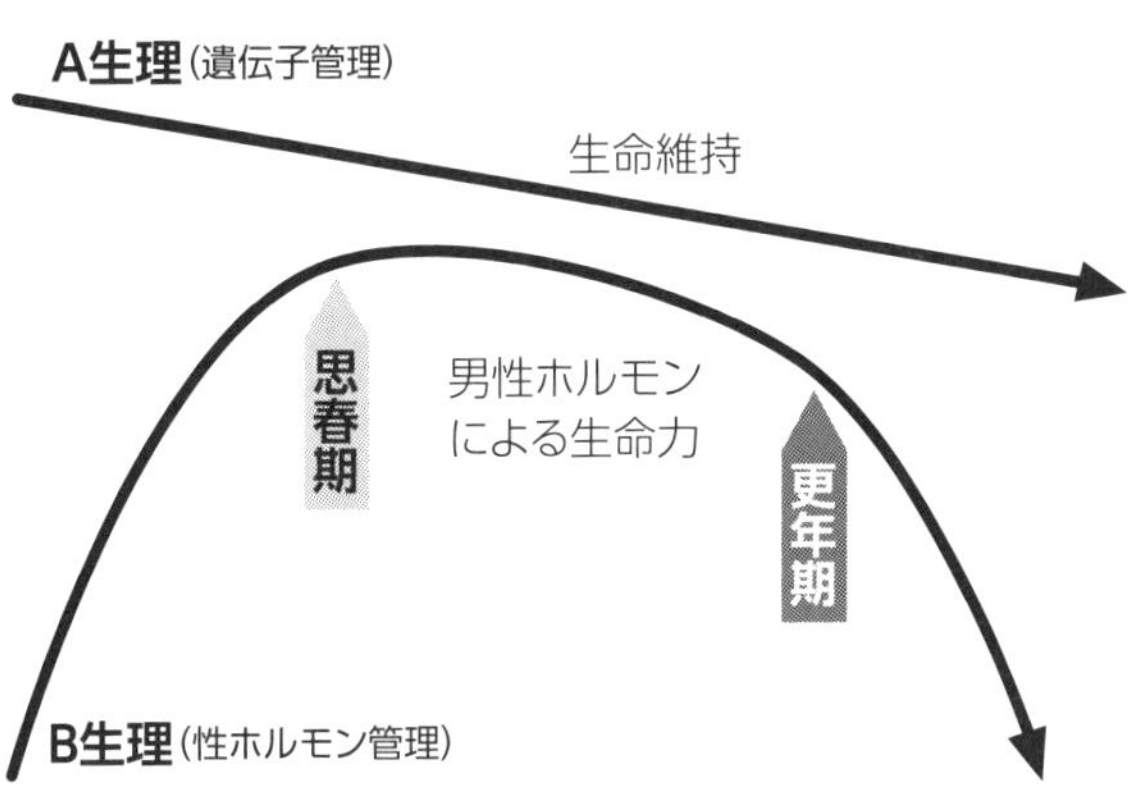

長寿時代で、年を取っても意義ある人生を過ごすために大切なのは、ヘルシー、アクティブ、ウェルエイジング。60歳からも未来があります。つくるべきです。私が診療している東京の男性外来は「熟年期未来塾」と名付けています。

本来、熟年期世代はほとんどの方々はまだ知的には素晴らしいのですが、気力・体力・活力の低下が不満という方々もいらっしゃいます。

充実した日々が送れるはずなのに、男性ホルモン低下による体調不全は、「もう自分には未来なんかない」というネガティブな気持ちを引き寄せてしまう。それをなんとかしよう、というのが「熟年期未来塾」という名の由来です。

〝B生理〟に目を配り、適切にテストステロン補充などの医学的対応をすると、生活活性力がいきいきと蘇り、かなり体調が復活します。

テストステロン補充によって、注目すべきことは、朝のエレクトの再現のみでなく、いろいろ嬉しい反応の報告がかなりあります。これはすべての人々とは言えませんが、医師としては幸せを感じています。

メタボリック・シンドロームや糖尿病の指標であるＨｂＡ１ｃが改善するだけでなく老眼が改善する人もいます。

眼科の専門医に聞くと、毛様体筋という筋肉が、男性ホルモンによって回復したのではないかということでした。毛様体筋はレンズにあたる水晶体の回りにあって、水晶体の厚みを変えることでピントを合わせています。この筋肉が弱って、調節が利かなくなっていたのが、男性ホルモンによってタンパク質の立体構造を取り戻して、再び機能するようになったと考えられます。

ある患者さんは、「せっかく奮発して格好のいい老眼鏡をつくったのに、不要になった」と報告してくれました。また別の高名な外科医の方は、「手術のときにメガネを替えなくてもよくなりました」と喜んでいます。

老眼には水晶体が硬くなっているケースもあるので、こうした人はなかなか反応しないのでしょうが、あまり硬くなっていない人には効果があるようです。また白くなった髪の毛や眉毛の一部が黒くなってきたと言われることも、ときどきあります。

熟年世代が元気を取り戻していく様子は実に喜ばしいものです。まさにウェルエイジングの医学の実践です。

少し専門的になりますが、動脈硬化を示すPWV検査の成績が改善する方もかなりいらっしゃいます。しっかりテストステロンを補充することの成果は、目覚ましいものがあるのですが、そうした経験のない医師仲間からは「本当ですか？」と疑われているのが実情です。

この問題を重視しない他科の医師たちがあまりにも多いのに驚いています。長生きすれば体調不全などさして問題なしと思っておられるのでしょうか。B生理の重要性を認識していただきたいものです。

男性ホルモンはエンジンオイル

簡単に言えば、男性ホルモン（テストステロン）は〝自動車のエンジンオイル〟の役割だと言えます。エンジンオイルが減って警告灯が点灯したまま走っていると、やがてエンジンは焼きついて壊れてしまいます。警告灯が点いても、しばらくはそれまでと同じように走れますが、早く補充しないと、いつ危険な状態になるとも限りません。

男性ホルモンは、まったくこれと同じです。更年期や熟年期の体調不全は、エンジンオイル役のテストステロンの補充をしなくてはよくなりません。サプリメント服用や生活習慣改善の努力のみでは、テストステロン低下による体調変化分をとてもカバーしきれないからです。

ところが問題は、〝男性ホルモン悪役説〟です。

男性ホルモン補充の大切さを強調すると、必ずと言っていいほど「怖いのでは」「危険なのではないか」と心配されます。一般の人々のみならず、医学界にも「男性ホルモンは前立腺がんを誘発させる可能性の報告がある。好ましくない」という声があって、これが悪役説の強烈な後ろ盾となっています。

これについては第5章で述べるとおり、広く行われている女性ホルモンの補充より、ずっと危険性は低いと考えられています。補充したテストステロンが女性ホルモンに変化して、それが悪さをするのではと心配する学者もいますし、また前立腺がんを発症させるのではと心配する方もいますが、注意しながら投与していけば、ほとんど問題はないとされています。私が診た患者さんのうちテストステロン補充が原因で前立腺がんを発症したという経験はありません。

しかし重要なことは、この長寿時代、更年期障害や熟年期障害の背景には男性ホルモン低下があることの認識でしょう。さらには、男性ホルモンが健康や長寿に寄与しているという利点が非常に大きいわけで、その点を理解すべきです。

そこから議論が出発すべきなのに、誤解に基づいた否定的論調が消えないことが不思議です。その誤解のために、的を射ていない効果不充分な高額なサプリメントなどを買わされて、いきいきした日々を取り戻せない中高年男性がたくさんいるのです。

「ただ生きながらえていた」というのではなく、活力に満ちた日々を送りたいと、誰しもが思うはずです。「今日も生きててよかった」より「今日も元気だ！　何をしようか！」とチャレンジできる日々を手に入れてこそ、長寿社会に生きる幸せを嚙みしめられます。

余生ではない、味の違う新しい第二の人生、未来が始まるのです。

一日も早く、〝男性ホルモン悪役説〟という誤解は訂正しなければいけません。少なくとも中高年の男性への医学的対応は、理論的に正しいところから始めなければならないと思います。これはまた、閉経後の女性のみなさんの問題でもあります。

われわれは、生きているのが目的か、「元気に」生きていくのが目的か。

第3章 男性ホルモンで元気に生きる

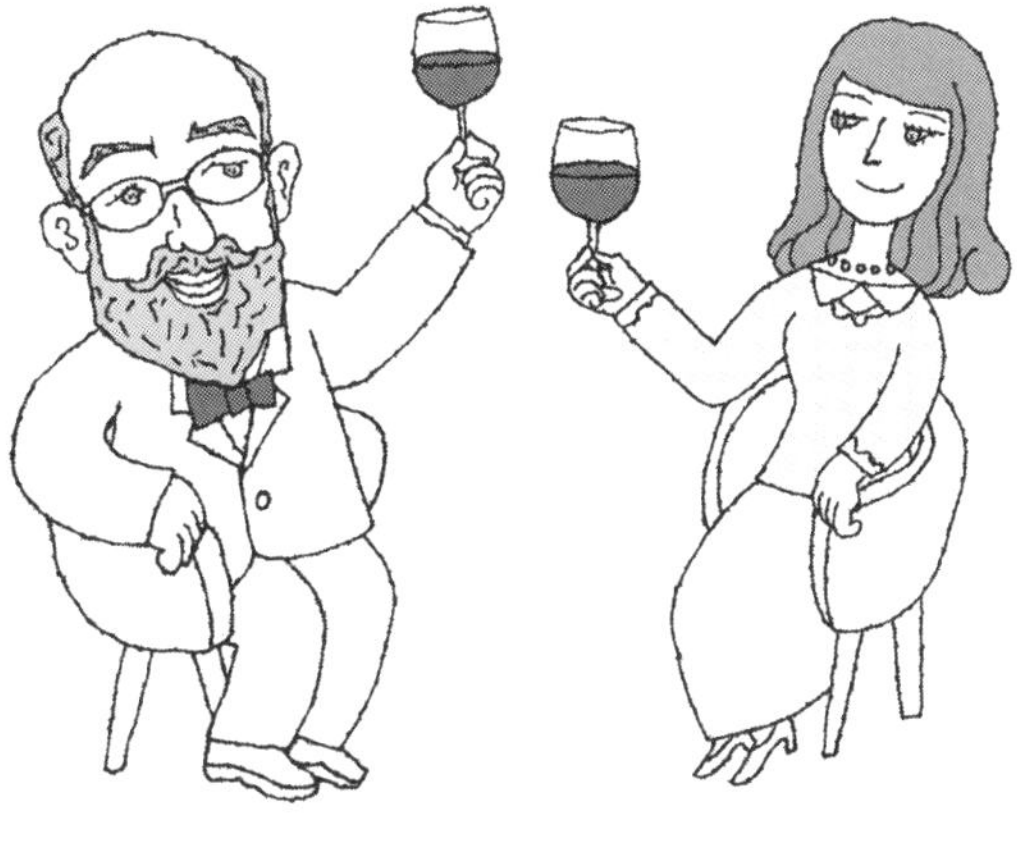

女性ホルモンというのはよく聞くけれど、
男性ホルモンというと、ぴんとこない。
でも、そもそも、
「女性」ホルモン、
「男性」ホルモンなんて
言い方が紛らわしい。
男女ともに、性ホルモンはとにかく大切なもの。
元気な人は、男性ホルモンも元気な人です。

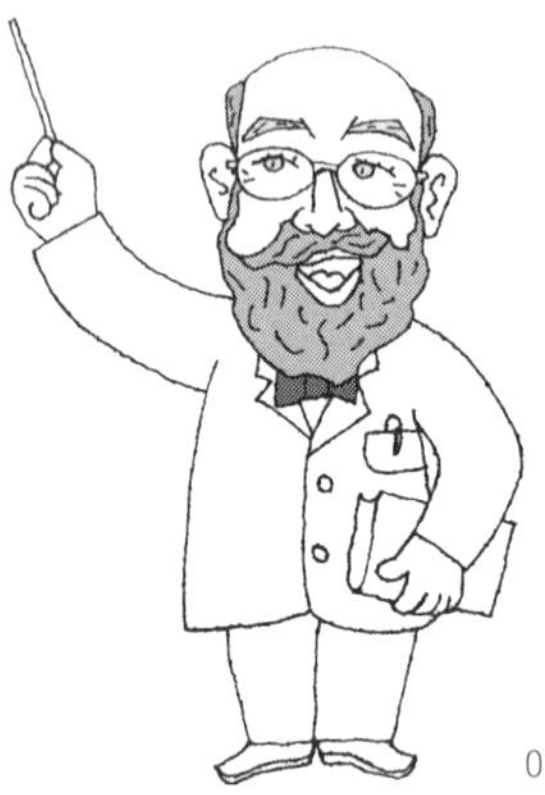

この章のポイント

◎元気は睾丸から！

◎内なる女性ホルモン、外なる男性ホルモン

◎外に向かって戦う分、ストレスを受けやすい男性ホルモン

◎男性ホルモンが減ると寿命が縮む

◎エレクト回復で自信回復

人差し指の長さと男性ホルモンの関係

ここまで加齢に伴い男性の身体の中で起きていること——男性ホルモンの低下と、引き起こされる健康上の問題を中心に述べてきました。本章では、とても重要でおもしろい働きをする男性ホルモンそのものについて、もう少し説明しておきたいと思います。

そもそも母親の胎内で生命が発生し、人間の形になったときの基本型は女性型です。男に生まれるのは、女性型を男性型に改造したからです。そのためある免疫学者は、「女性は〝存在〟であり、男性は〝現象〟である」と言っています。まことに的を射た表現だと感じております。

これは芽生えたばかりの生命が持っている性染色体が〈XY〉であれば、Y染色体上にある遺伝子の働きで睾丸がつくられ、そこで分泌されるテストステロンを胎内で全身に浴びると、基本の女性型が男性型に改造されます。
　自らの睾丸で産生する男性ホルモンのシャワーを浴びて、内外性器の男性化、顔や体格など骨格の性差形成、脳の性分化が起こって女性の原型を男性につくりかえて生まれてくるのです。
　おもしろいことに、胎内でどのくらいテストステロンを浴びたのか、手の指を見るとわかると、今世紀に入ってから、イギリスの心理学者、ジョン・マニング教授が発見しました。手相見ではありませんが、ある程度、行動活性などが判定できるようになってきま

人差し指が男性ホルモンシャワーで短くなる

女性　　男性　　男勝りの女性

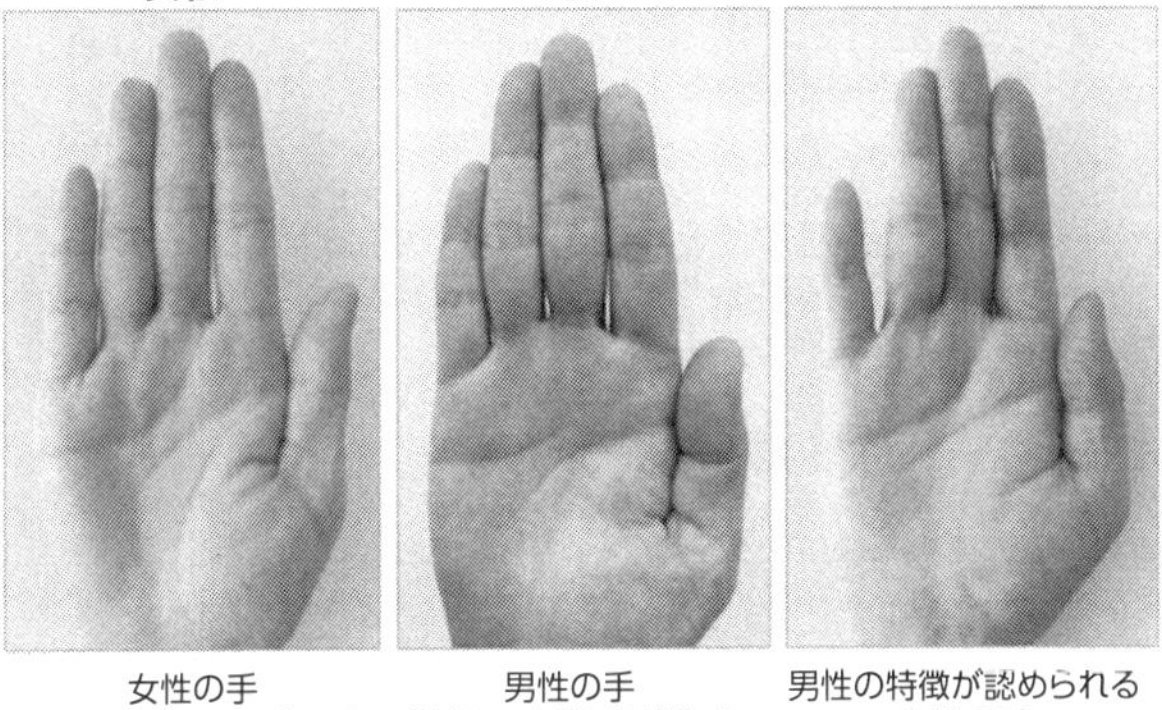

女性の手
（薬指より人差し指が長い）

男性の手
（薬指より人差し指が短い）

男性の特徴が認められる
女性の手

した。

テストステロンをたくさん浴びるほど、人差し指が薬指より短くなります。しかも人差し指の短い人ほど良い意味でアグレッシブで、男性的行動活性が強い。男性ホルモンは性器ばかりではなく、手の指や脳も男性化しているのです。

つまり、子どもは母親の胎内で暮らしていたとき、羊水の中で浴びた男性ホルモンの量によって、外性器や脳の男性化が決まると同時に、さらに指の長さも決まってくるのです。まさに「元気は睾丸から！」です。

ロンドンの証券マンたちの人差し指の長さと利益率の関係を調べた有名な研究がありますが、人差し指の短い人ほど利益率が高かったのです。積極果敢で冒険心と高い行動活性を持つという男性的な特徴と男性ホルモン値の関係は、証券マンたちの利益率によって鮮やかに示されていました。

また、サッカー選手の人差し指・薬指の長さの比率を、ナショナルチームと地元のアマチュアチームで比べたイギリスの論文もあります。やはりナショナルチームは一般男性より人差し指がかなり短いことが判明、選手ばかりかコーチまでそうでした。

基本的に人差し指の短さとテストステロンの分泌量の関係は大人になっても変わりません。人差し指が短い人ほどテストステロン値が高い傾向にあります。


一方、女性は睾丸からのテストステロンがないため、概して人差し指が長いのですが、それでも人差し指がある程度短い人もかなりいます。

「睾丸がないのにどうして？」と思われるでしょうが、男女とも副腎からもテストステロンはつくられており、また母親の卵巣でもある程度は分泌されていて、それが多いこともかなりあるのです。そのため、人差し指が薬指よりもかなり短い女性もいます。

そうした女性は、やはり生活行動活性が高く、強い気質の持ち主になり、そのため社会的に活躍している方がたくさんいます。

有名な女性政治家などの手を見せていただいたときなど、なるほどと思うことがときどきあります。女性の社会進出が進む中、そうした人差し指が短いタイプの人たちが頑張っていらっしゃるようです。

「尿道のミニポーチ」が教えてくれること

男として生まれるには、女性型の身体が男性型に改造されなくてはいけません。

外見からも特徴的な性器は、女性型の外性器にある左右の扉が男性ホルモンの力で貼り合わされて、男の尿道や陰嚢が形成されます。もし、このときホルモンレベルが不十分だとどうなるか？　男性型への改造が中途半端に終わってしまうので、半陰陽（中間型）が生まれます。

数年前メダルをとった女子陸上選手を調べたら睾丸を持っていたというニュースをご記憶の方もいらっしゃるかと思います。

睾丸の機能が充分ではなく、はっきりした男性性器がないため、それを見たとき、医師のいない田舎で、お産婆さんがその子を女性として判定してしまう。ところが成長して思春期になると、胎生期に男性ホルモン分泌の低かった睾丸でもそれなりにある程度のテストステロンを分泌するため、かなり男性的な活発さや身体能力を発揮する女子がときどき現れるのです（余談ですが、私は1964年の東京オリンピックと、1972年の札幌オリンピックでのセックスチェックの責任者として携わり、そうした方々を1例ずつ発見しました）。

もちろんほとんどの男性は睾丸ができると、ホルモンのレベルに多少の差はあっても、ほぼ確実に男性型に形成され、オチンチンができあがって誕生します。

胎内にいるときに浴びたホルモンシャワーのレベルは、前述のとおり手の指である程度はわかりますが、最近、一見立派な男性でも、完全に男性化していない少し弱かったホルモンシャワーの痕跡が、身体内にもあることが発見されました。

男性型で尿道になった部分に、女性型のままで進むと膣が形成されます。そのため、ホルモンシャワーのレベルが低めだと、完全な尿道として改造されず、尿道の一部に膣の痕跡のようなくぼみが「尿道のミニポーチ」として残っているのです（下図参照）。正常に見える男性でも、よく検査すると13％にもそれが発見されるということを、わが教室出身の古屋医師（北見市医師会会長）が発見しています。

男性でも人差し指が長めの人は、この「尿道のミニポーチ」を有意に多く持っていることも同時に報告され、トピックになっています。

尿道のミニポーチ

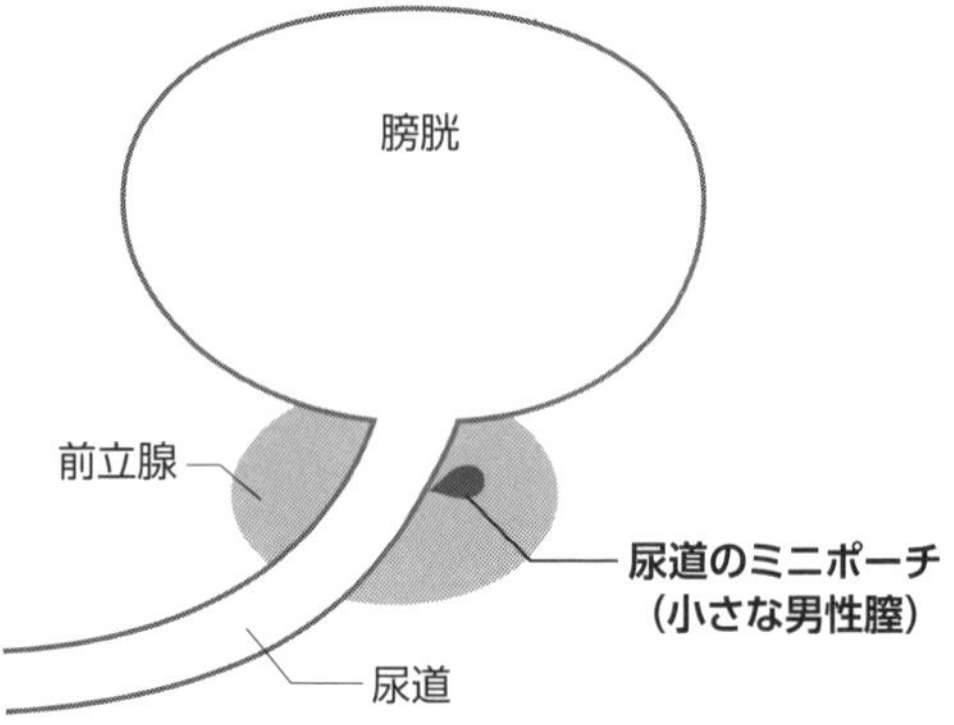

ホルモンによってつくられる男と女

男性の人生で、男性ホルモンのシャワーを浴びるのは、もちろん胎内にいるときだけではありません。次頁の図に示すように胎児・乳児期（胎児期の作用を増強する）と思春期以降の2段階です。要するに、「男らしさ」とは、生得の「男性化した脳」という因子と、それを促進する生後の因子が折り重なっていると考えられます。

何度か述べてきたように、性ホルモン機能は、〝命をつなぐ〟ためにあります。そして性ホルモンの働きで男性・女性の性格や役割がつくり出されているのが、生き物としての人間だと考えられます。

男性ホルモンは、「外向生理機能」を維持するためのホルモンです。

つまり女性（生き物としてのメス）が子どもを育てる生活環境（巣）をつくる。男性（オス）は食物を集め、外敵から巣や家族を守る。それに必要な外向きの闘争力、行動活性は男性ホルモンが与えてくれています。男性は外に向かって戦う分、ストレスを受けやすいとも言えます。

一方、女性ホルモンは、「内向生理機能」に働きます。次世代となる子どもを産み、一人前になって自立できるまで養育する。愛情ホルモンとして知られるオキシトシンの分泌を亢進するので、愛情・共感・親密感を強めます。そうやって安心できて心地よい生活環境を守ろうとする「内向生理機能」へと舵取りするのが、女性ホ

胎児期から成人期までの男性ホルモンレベルの変化

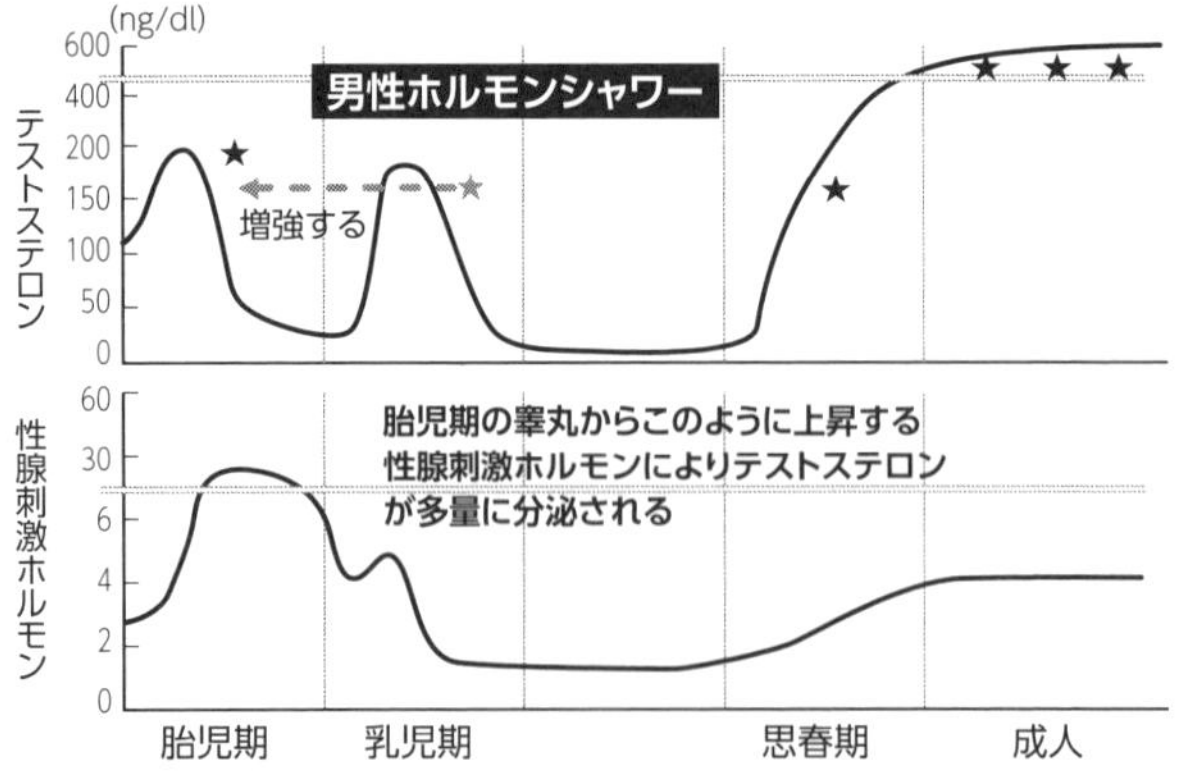

胎児期の精巣から、上昇される性腺刺激ホルモンにより
テストステロンが多量に分泌される

ルモンです。

ただ、ご承知のとおり、男性にも女性ホルモンがあるし、女性にも男性ホルモンがある。問題は両性で、それぞれの男・女ホルモンの比率が違うのです。子どもを産み育てていくとき、男女でその生活役割が異なっているため、男性は外向生理を司る男性ホルモン、女性は内向生理を司る女性ホルモンが有意に多いのです。

胎内で浴びたホルモンシャワーと、性格の関係を調べたアメリカの研究があります。それによると羊水に含まれるテストステロン値を測っておいて、生まれた女子が保育園に通うようになったとき、その子の活発さを保育士さんに点数化してもらったところ、羊水中のテストステロン値の高さと元気さの点数がほぼ相関しました。アメリカの研究で、社会的に活躍している女性たちは、それが有意に高いという医学研究論文もあります。

こうした生活活性が高く元気な女性は男性ホルモン値が高い、という研究はたくさんあります。

やや余談になりますが、副腎性器症候群という病気があります。

副腎は腎臓の上に帽子のように乗っている臓器で、さまざまなホルモンをつくっています。健康な状態でも、わずかに男性ホルモンも分泌されていますが、過剰になると女性の場合、多毛、無月経、子宮萎縮、声が低くなるといった男性化のさまざまな症状が出てきます。そのためこの患者さんたちは、だいたい元気で活発な人が多いのです。ただ、そういう女性でも治療で副腎機能を正常化してあげたあと、結婚し、立派な赤ちゃんを産んだ方もいます。

また、昔の出産では、日本でも産婆さんや経験を積んだ年配の女性が取り上げることもよくありました。外性器が割れていれば女の子ということにしていたわけです。今は、男児か女児かわかりにくいケースは産科医が診るので間違いは少なくなりましたが、まったくないわけではない。となると、女の子として育てられていたけれども、成長とともに隠れた睾丸が男性ホルモンを出すようになると、どんどん活動的になってきます。

オリンピックでのセックスチェックについて先述しましたが、正常男性ほどのレベルにはテストステロンがなくても、小さいながら精巣を持ち女性として暮らしている半陰陽の方は、筋力が女性よりあるので学校代表の選手や地区選手になっているケースが多いのです。

睾丸を持っているのに外性器が中間的なので女性として育っても「どうもおかしい」といって受診した患者さんを、私は二十数例以上診て、男性に性転換させていますが、すべてのケースで、親は「とにかく元気な女の子でした」「やっぱりそうでしたか」という反応でした。

人間にも「生き物としての制約」がある

活発で外向的な性格、元気であるということが、すなわち男性の特徴です。

繰り返しになりますが、男性ホルモンは、精子を放出して子どもを産ませるだけではなくて、動物学的には餌《えさ》を探し、巣をつくり、外敵に子どもが食べられないよう守る、排撃するという、外に向かった勇敢な生理をコントロールしている。

これに対して、女性ホルモンというのは、子どもを産み、育てる、かわいがる。そして夫を含めた家族を守るという内的な愛情のある性格を形成します。性ホルモンは生物学的なそんな役割を与えられているのです。最近やや女性的であるとされる、いわゆる草食系男性がよく話題になりますが、それらの男性は若くてもテストステロンが低めであると報告されています。

というと、男女に差異はない、性差や性役割を決めつけるなどけしからんと反論されそうです。あるいは「女は女として生まれるのでなく、女につくられるのである」というボーヴォワールの言葉を思い出す人もいるかもしれません。

もちろん男女に生き物として優劣はありませんが、もともとの特長ある能力に、大きな違いがあることは否定できません。人間は「生き物としての役割という制約」の下で生きています。性ホルモンがつくり出す男女の違いがあることは事実であって、「あってはならない」などと妙な価値判断を持ち込むのは誤りです。

ただ生物学や医学・生理学の観点による事実、「生き物としての制約」だけで、生き物・人間である男女の性差や性役割を単純に二分し社会的、政治的に論じるのも、また不毛と言えます。

男の男たる所以《ゆえん》は何か、女が女である生理はどこにあるのか、科学的に加えて文化的にも分析検討してこそ、男女がお互いに尊敬し合える社会になるはずです。


性ホルモンがつくり出す生き物としての男女の違いは明らかにあります。それぞれに得意とする分野があると考えるのが妥当です。

たとえば、競争して相手に打ち勝とうとする本能は男性が強いし、群《むれ》をつくり仲良く暮らす能力は女性のほうが高い。また語学力が高く、同時通訳者になる人は、男性にも優れた人はいますが、秀でた女性方が多いのです。統計的にも女性が語学力に優れていることは明らかです。

女性はコミュニティづくりが上手と言われますが、やはり会話が得意なのは女性です。

これが一番はっきりするのは、性ホルモンが活発になる思春期です。男の子は思春期になって男性ホルモンが高くなると、途端に口数が少なくなります。おしゃべりだった子も口を開かなくなる。久しぶりに会った甥っ子などがすっかり無口に様変わりしていて、びっくりした経験のある人も多いのではないでしょうか。

男性化するにしたがって言語能力は低下するのが普通です。

新聞の家庭欄などでは、定年後、日常会話ができない男性を夫に持った妻の悩み、不満を目にします。「粗大ゴミ」などとひどい形容もしばしばです。

男性は仕事や趣味の話題など、問題解決や目的を持ってしゃべるのはけっこう得意ですが、共感を得るためにしゃべる日常会話は苦手です。関心がないだけでなく、もともと一般的に会話力に乏しいためです。

〝種を守る〟役目から解放される更年期

生き物として人間には、〝種を守る〟という原理があります。それぞれの役割に応じた男女ホルモンの比率を持って暮らしているのは〝種を守る〟ためにほかなりません。

そのため年代ごとに、男女ホルモンの分泌量も比率も変わります。たとえば思春期は男女ホルモンの比率が、男性・女性で大きく差の出る時期です。身体が成長し、子どもを産む準備ができあがる時期ですから、これは当然と言えるでしょう。成人期ではもっとも大きな差があるわけです。

出産し、育児の続く年代は、男性・女性ともホルモンが盛んに分泌され、それぞれの役割で強く行動活性が求められる時期のため当然と思えます。

やがて次世代が一人前になるころに、〝種を守る〟役目から解放されるわけです。それが更年期です。

加齢によって男性は男性ホルモンが少しずつ減少しますが、女性は女性ホルモンが急減して閉経を迎えます。生まれながらに持っていた300万個の卵子が50年も経てばさすがに古びて染色体異常が多くなってきますから、生殖をストップさせてしまうよう神様が設計したようです。

左図に示したのは、男女における男女ホルモン比の年齢推移です。

興味深いのは、それぞれの更年期後のカーブです。女性では更年期後に女性ホルモンがほとんどなくなるために、不思議に思われるかもしれませんが、同年代の男性よりも女性方の女性ホルモンは低いのです。ところが、男性ホルモン産生能は女性ホルモン産生能の減退と異なり、成人期女性レベルをかなり長く維持し続けるので、かなり男性ホルモンが優位になり男性的になります。

そのうえ副腎から分泌される男性ホルモン（DHEA）も徐々にしか下降しません。DHEAはテストステロンの作用の5%程度とされる弱い男性ホルモンですが、その2つの強弱男性ホルモンが残るのに、女性ホルモンが激減しているために、男女ホルモンの割合が高くなりその比が男性側に近づいてきます。そのため、更年期にうっすらと口ひげが生えたり、性格的にかなり気が強くなる女性も少なくありません。

一方、男性の場合は、女性ホルモンレベルは若いときとあまり変わらないまま、男性ホルモン低下が進むので、男女ホルモン比が加齢とともに徐々に女性側に近づいていくという現象が見られます。そ

加齢に伴う血中女性ホルモン／男性ホルモン比の年齢による変化と男女差

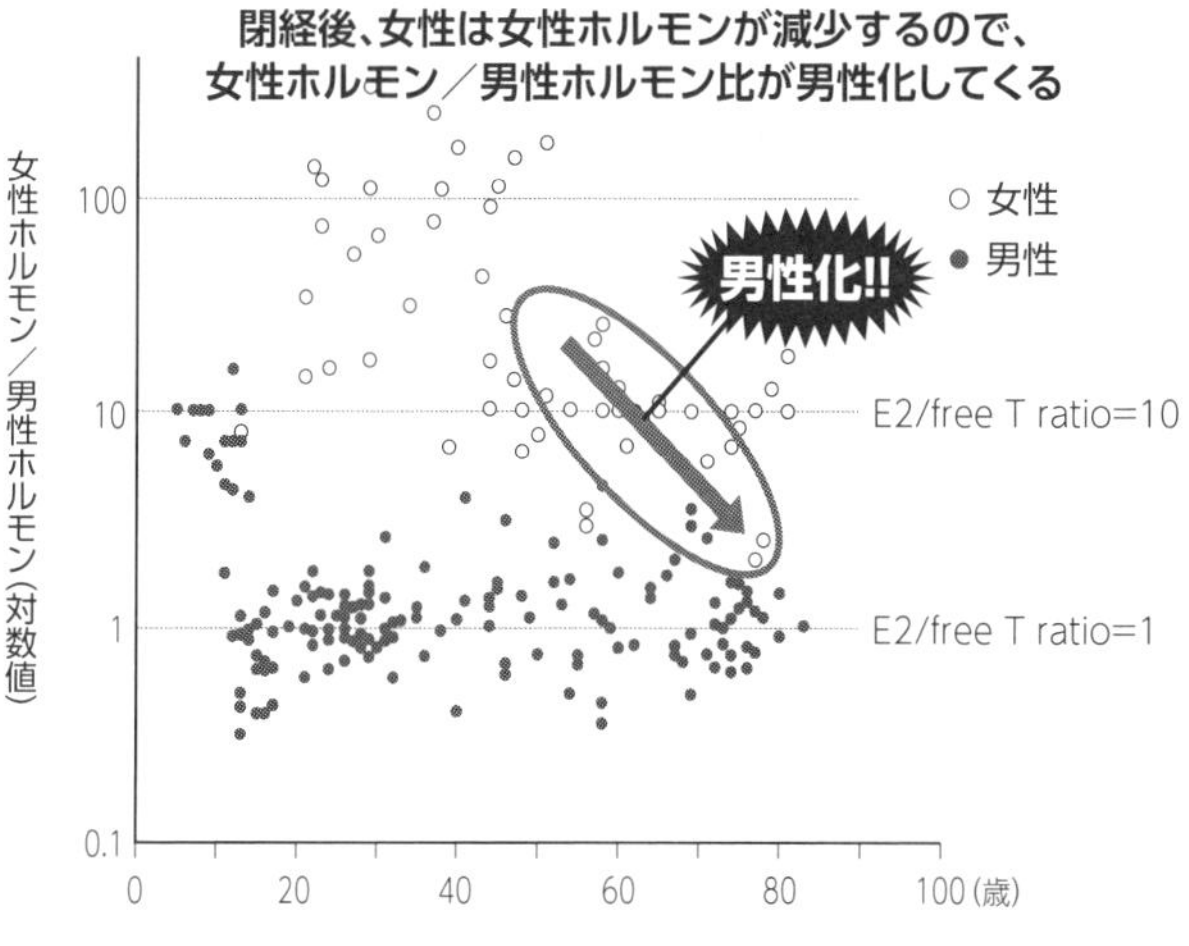

して世に言われるように〝人間的に角がとれてくる〟わけです。

年をとるにしたがって男性は性格が丸く優しくなり、女性は性格がきつくなるという、よく知られた、また社会的にも見られる現象の裏には、こうした内分泌学的な推移があります。還暦後の夫婦で力関係が変わってくるのは、それなりの医学的背景があるのです。

恋人か同居人か

そのためか、長寿化して還暦後の人生が長くなった現代社会では、子どもが独立したあとの夫婦2人の家庭内の人間関係も変わります。左図は中年以上のカップルへのアンケート調査です。若いときのイメージで、恋人としての思いを維持している夫が少なからずいるのに対して、夫のことを同居人と見ている妻が多いことが目を引きます。

男性側には低下しつつあるとはいえある程度のテストステロンがあるうえ、胎内で浴びたテストステロンによって脳が男性的性格へと方向付けされているので、性的な思考回路は弱くなったとはいえ、まだ男性性のニュアンスが一応残っています。一方、女性は更年期後のホルモンバランスの大きな変化の影響が強く、性格的な変化につながっていると考えられます。

ですから女性側からは「男性がずっと会社人間で家庭を振り返らなかったことの証拠」「若いころのセックスは自分本位、中年以降はセックスレス。

パートナーをどう思っているかの調査

パートナーをどう思っていますか?

	恋人 (夫)/妻	友人	同志	同居人 夫/(妻)
45〜49歳	30／11	11／14	30／38	10／19
50〜54歳	18／11	9／9	36／44	15／16
55〜59歳	15／8	11／8	50／43	8／15
60〜64歳	(21／8)	8／13	32／42	(13／29)
合計	21／11	10／10	36／43	11／18

今さら恋人もないでしょう」などと反発されて、同居人で十分となってしまうわけです。

たしかに男性ホルモン作用による「外向生理」に押されるまま、家庭よりも社会生活に浸っていた男性の生活態度が、度を超していたのかもしれません。

今、60代半ばを迎えている団塊世代は、高度経済成長のさなかに働きはじめ、右肩上がりの経済環境の中で頑張ってきました。ところが平和な時代が続き、いつのまにか日本社会は、もっと家庭や個人の生活を大切にしようとする「内向生理」が強く求められるようになってきたと言えます。しかし、男性はなかなか態度を変えられなかったということなのでしょう。

長寿化した現代ではホルモンバランスの変化という生物学的な問題と同時に、こうした家庭内の人間関係の変化という文化的なものもかなり表面に出てきます。どうかすると悩み多き年ごろになってしまう可能性も生まれてきます。現代の熟年期夫婦の難しさがあると言えましょう。

現代社会では、還暦後の男性方は、奥様に感謝の気持ちを表すために、ときには花を買って帰る、レストランに誘ってみるといった行動も必要かもしれません。

早くから朝のエレクトがなくなると寿命が短い？

熟年期障害の男性に、テストステロン補充をしたとき、目を輝かせた多くの患者さんから、そっと報告されるのが朝のエレクト、早朝勃起の回復です。

本人が気づかなくなっても、あまり意識的に問題に思っていなかった方も、やる気や元気が改善されてきたのを感じるようになるとともに、この朝のエレクトの回復が明確な変化となって現れますと、生き物、男としての自信を回復し、それが大変嬉しく、まさに心理学的な自己実現のサインと感じるのです。

これは男性の基本的な生理機能・男の生理なのです。

しかしまだ、医師たちの間でも、一般的にＥＤ（勃起不全）が問題視され過ぎていて、セックスのときの勃起ばかりが注目され過ぎています。しかし、男性医学の基本的な立場では、無自覚で起きて明確に自認できる朝のエレクト、早朝勃起のほうがより生物学的に意味があり、きわめて重要な所見なのです。

しかも朝のエレクトはテストステロンの多寡を示しているとともに、動脈硬化の目安となります。第1章で述べたように、人体でもっとも細い動脈が直径1～2ミリの陰茎動脈なので、一番最初に動脈硬化を起こしはじめるのです。放置すると、それが心臓の動脈（直径3～4ミリ）、脳の血管（直径5～7ミリ）へと進んでいくので、早急な対応が必要です。

男性はもともと女性に比べて動脈硬化を起こしやすく、進みやすいのですが、これは女性ホルモンの血管保護作用に比べて、男性ホルモンのそれがかなり弱いという理由があります。しかも男性ホルモンの値も低いとなると、血管はさらに大ピンチです。

健康診断などで〝血管年齢〟を測るときのＰＷＶ（脈波伝播《でんぱ》速度）から男女の

加齢による動脈硬化度の変化を見ると、女性は閉経するまで男性よりも動脈硬化度を示すPWV検査の値がかなり低い。つまり血管は、女性のほうが長く柔らかく若さを保っているのです。その差は10年もあるとされています。

女性ホルモンの血管保護作用が強いので、閉経でそれがなくなってきても、血管の動脈硬化の進行は男性よりもかなり遅れ、平均して80歳くらいまで続きます。そのため女性では、80歳を過ぎると急に動脈硬化が進むことも知られています。

心筋梗塞など虚血性心疾患の発生率は、男性のほうが10年ほど早いのはそのためです（次頁図参照）。

ところが、興味深いことにPWVの値が年齢の割に悪くなっていた男性でも、低下しているテストステロンを補充すると、かなり改善することも少なくありません。

テストステロン値が高い人のほうが長生きしているというデータが次頁の図です。40歳以上の方を追跡調査したところ、低いほどその後の生存率も下がっていることがはっきりと現れています。これはアメリカのデータでも、日本でも、テスト

男女別にみた虚血性心疾患(心筋梗塞など)の発症率

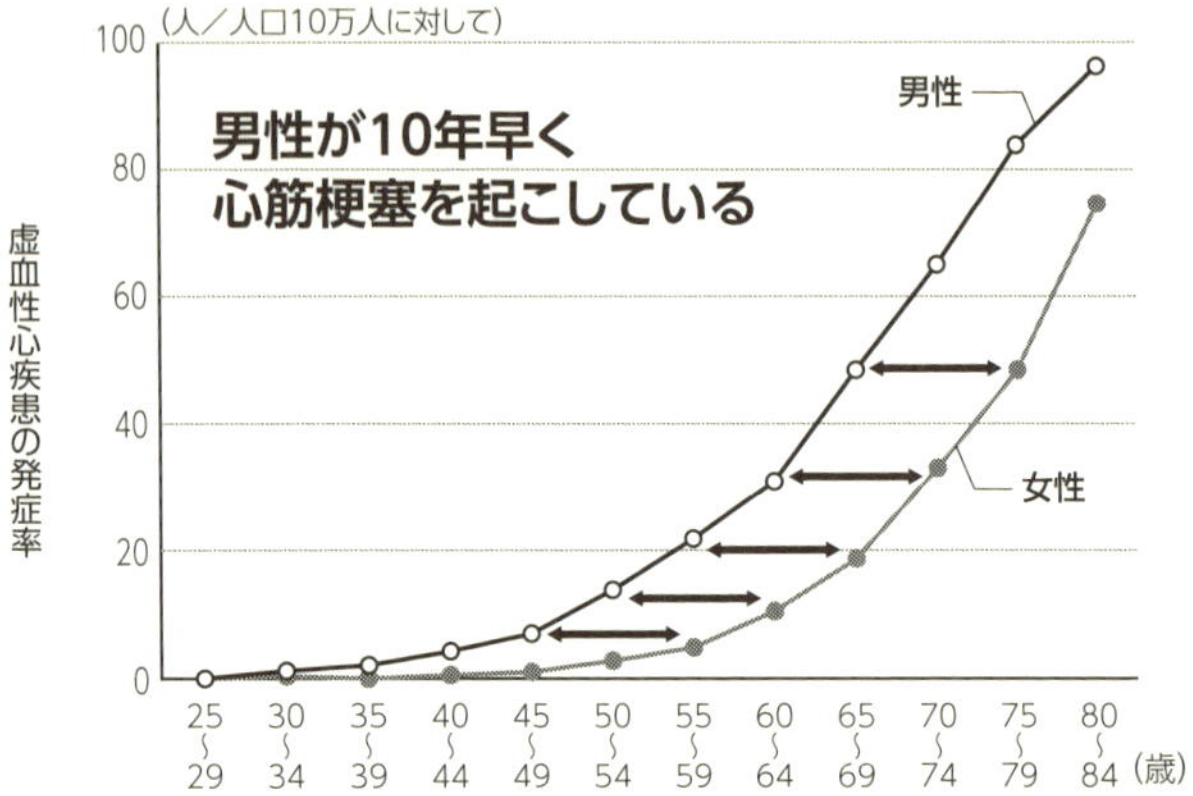

男性における40歳のときの テストステロンレベルの差による生存率の差

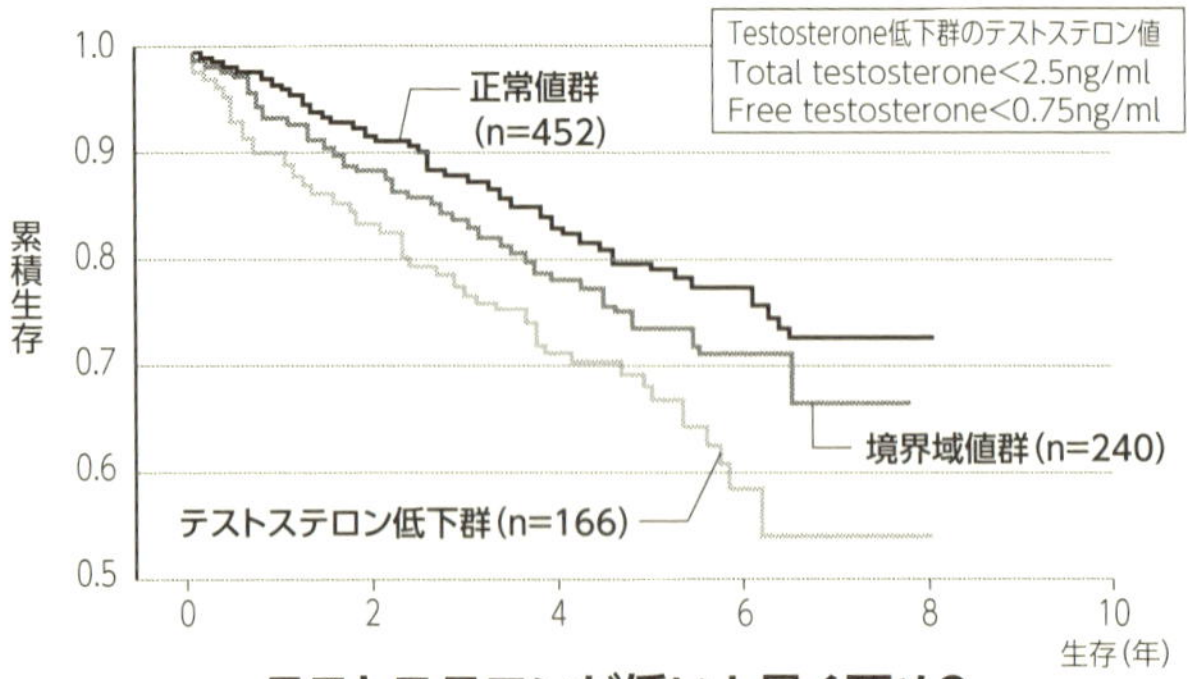

テストステロンが低いと早く死ぬ?

出典:Arch Intem Med.2006 Aug 14-28;166(15):1660-5

ステロン値と生命予後を調べたところ、やはり低い人は寿命も短かったのです。

こうした研究報告やデータから、朝のエレクト・早朝勃起の失われた人には医学的な対応が必須であることが示唆されるのです。エンジンオイルが不足しているとわかったら、補充してやらないと、車のエンジン寿命を縮めてしまうのとまったく同じです。

元気に働いていたのに急に心筋梗塞で倒れたりする男性が話題になることはしばしばありますが、勃起不全を無視していた可能性があります。先述したように、勃起不全を気にして医学的対応をした人はラッキーであるという有名な外国の医学論文もあるほどです。

認知症を遠ざけたい！

今、熟年世代がもっとも恐れているのは認知症ではないでしょうか？

妻や子どもの顔もわからなくなって、食事も排泄も自分ではままならない状態にだけはなりたくない、と誰しも願います。本人もつらいし家族もつらい。長生きできるようになったのはいいけれども、「何もわからなくなって、ただ生きている」というだけの長生きは御免こうむりたいというのが正直なところだと思います。

今、高齢者の認知症が大きな医学的、社会的問題となっています。以前からテストステロンが減ると認知症になるのが早まると言われてきましたが、近年は、その研究がかなり進んで注目を集めています。

認知症にはさまざまな種類がありますが、脳にアミロイドβやタウといった異常タンパクが溜まり、正常細胞が減っていくアルツハイマー病が約50%、脳の血管が細くなって起こる脳血管性認知症で約25%と、この2つで8割近くを占めます。

アルツハイマー病は加齢と深い関係があり、80歳以上では20%が発症するとも言われますが、加齢による男性ホルモン低下がアルツハイマー病や認知症の発生の背景にあることを理解してほしいものです。

たとえばテストステロンが多いと、脳の神経細胞内のブドウの房のようなスパインが大きくなり数も増えることがわかっています。また、テストステロンにアミロイドβの蓄積を抑える働きがあることも明らかになりました。

テストステロン値の低い認知症男性にテストステロンを投与すると、認知能力が改善することが東大大学院の秋下雅弘教授のグループによって確認されています。また、認知症の女性にテストステロンを投与すると、進行が抑えられたという報告もあります。

軽度認知機能障害を有する男性に対するテストステロン補充療法の改善効果

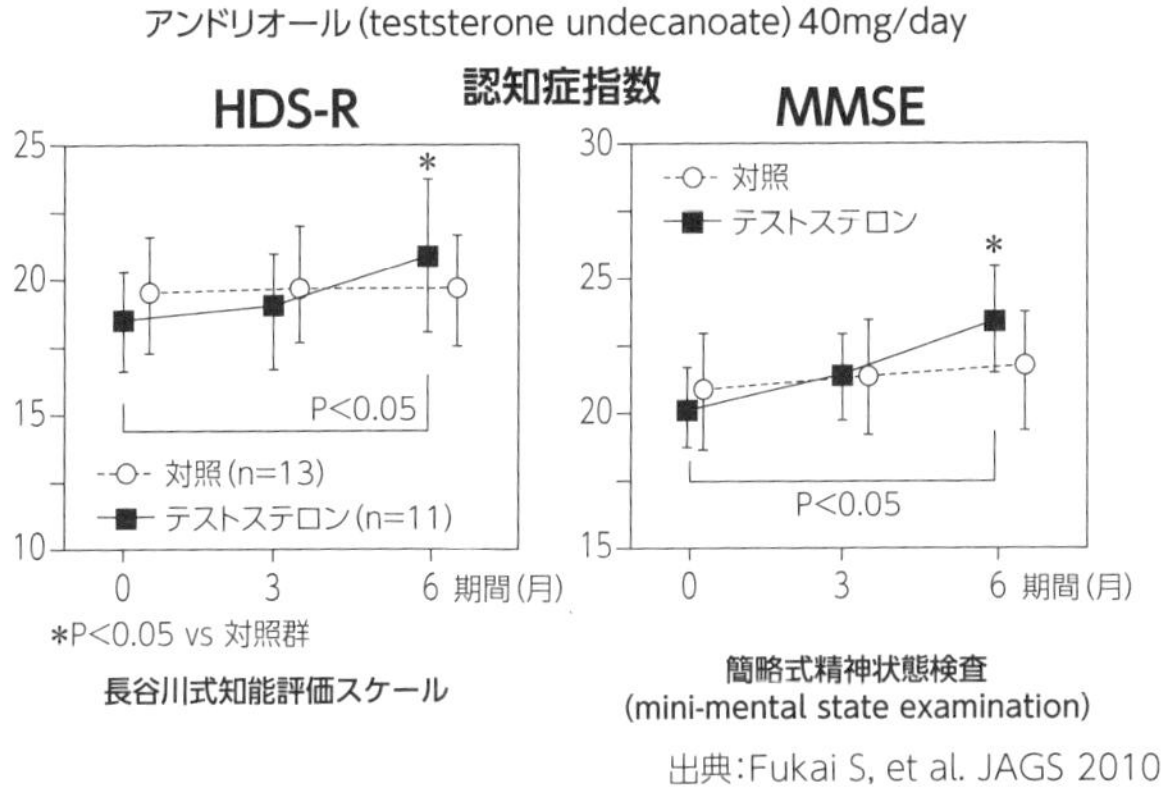

出典:Fukai S, et al. JAGS 2010

アルツハイマー病は女性のほうが発症率は高いのですが、これはもともとテストステロン値が低いためとも考えられます。

長寿の時代に生きていることを謳歌する鍵は、男性ホルモンが握っていると言っても過言ではなさそうです。

女性にとっても男性ホルモンは宝物

男性ホルモンについて、本書のテーマである熟年期男性の健康医学を中心に述べてきましたが、女性にも大いに関係があります。

最近の研究では、男性だけでなく、女性も寿命の長さと男性ホルモンとの関連性があることが報告されているので、男性ホルモン低下は女性にとってもゆゆしき問題です。

女性の中には、閉経後もあまり減らないとされている男性ホルモンが減る人がいます。そうなると女性もフレイルを発症します。60歳を過ぎて「どうにも元気が出ない」「何をするにも意欲が湧かない」という女性には、男性ホルモンが減っているケースも少なくありません。

こうした人には、男性ホルモンの補充を増やしてあげると元気を取り戻すということも、次第にわかってきました。

女性のテストステロン投与は、わが国ではまだ敬遠されがちですが、副腎から分泌されている弱い男性ホルモン・DHEAは先に説明したように、

軽度認知機能障害を有する女性に対する DHEA補充療法の効果

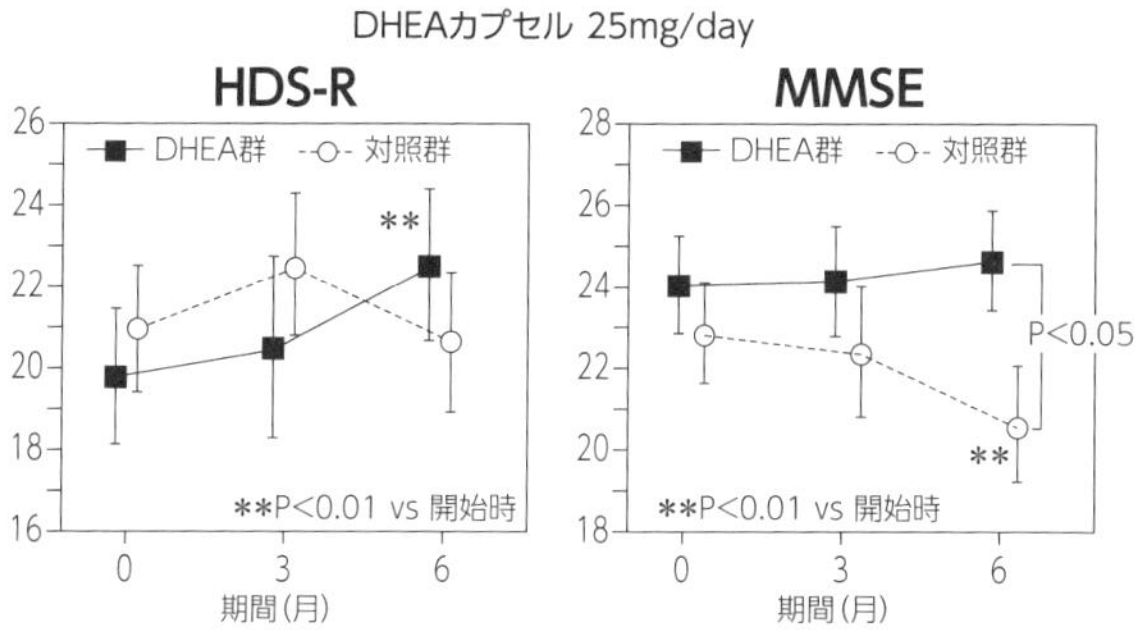

長谷川式知能評価スケール

簡略式精神状態検査 (mini-mental state examination)

出典:Yamada S, et al. GGI 2010

認知症の女性に、そのＤＨＥＡを補充すると、認知症の予防や改善がみられたという研究もあり、社会的に注目されています。

「百寿者」と呼ばれる１００歳でも健康な長寿の男女とも、そのＤＨＥＡ値が高いことが知られています。高齢になり、性腺（男性では睾丸、女性は卵巣）から分泌されていたテストステロンがかなり低下していても、弱い男性ホルモンとされるＤＨＥＡでも、そのレベルが高いと元気さや寿命の長さにかなり影響を持ってくるのです。このように男性ホルモンの人間活性化という働きは、長寿時代、大きな意義を持ってきていると言っても過言ではありません。

元気に男女差はありません。あるのは、男性ホルモンの差です。

第4章 男性ホルモンを増やす生活術

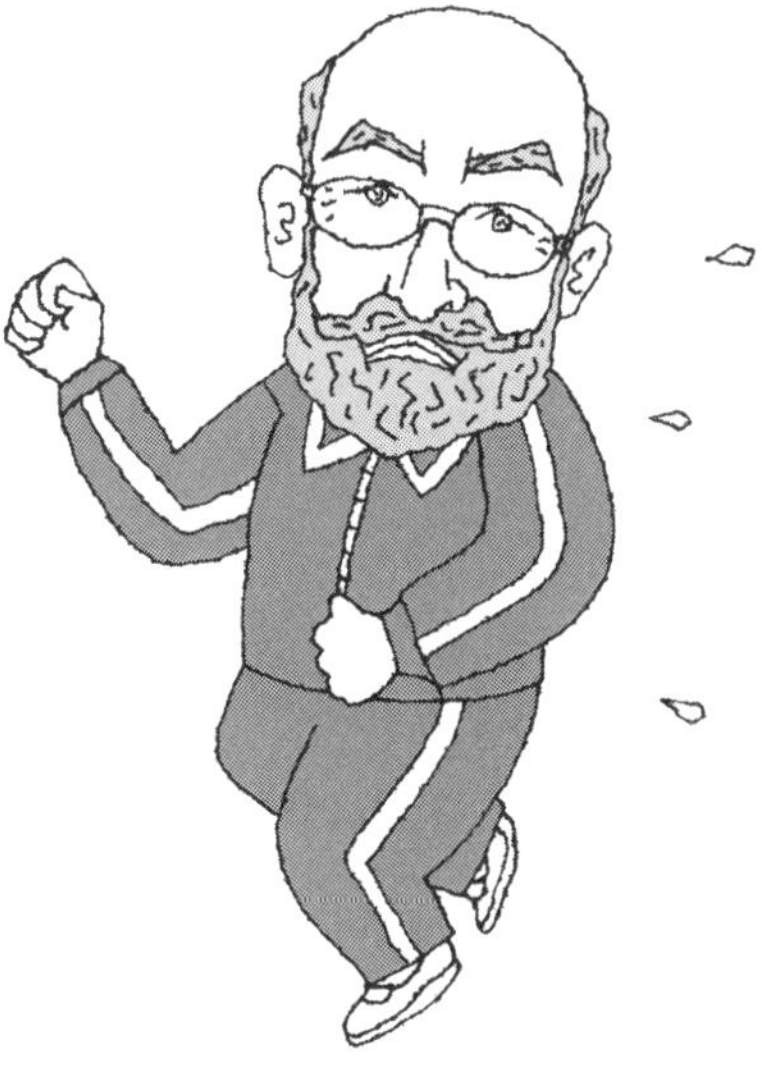

人は、大切なものほど
失くしてしまってから気づくもの。
男性ホルモンもそのひとつです。
失った時間は取り戻せませんが、
失ったホルモンは取り戻せます。
少し減っただけなら、
食事や運動などの生活習慣で。
今からだって、全然手遅れではありません。

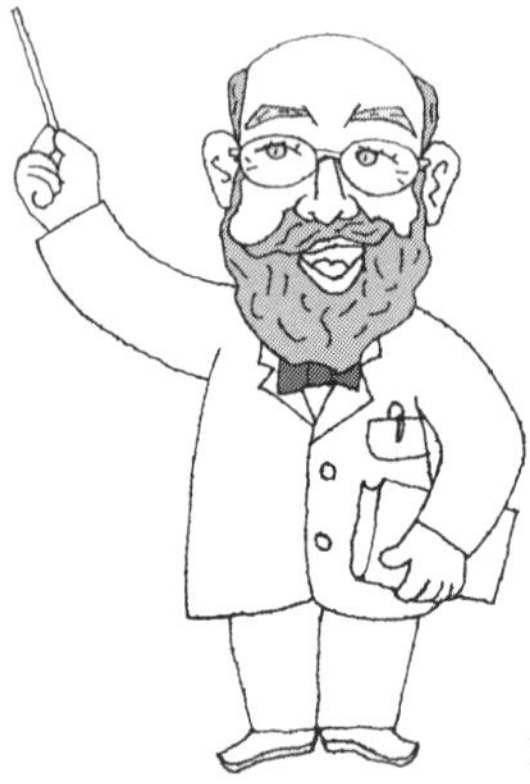

この章のポイント

◎「減っている」ことをまず自覚する

◎減る前に「維持する」

◎体温を上げると元気が出る

◎お風呂に入ってホルモンを増やそう

◎良い眠りはストレスを解消する

まずは「朝のエレクト」で自己診断

男性ホルモンが、熟年世代の生活活力の維持、健康、ひいては寿命にまで関わっていることをご理解いただくと、「自分の男性ホルモンレベルはどうなのだろう?」と気になることと思います。それにはやはり、男の生理である朝のエレクト（早朝勃起）の有無からある程度は自己診断できます。

朝のエレクト（早朝勃起）はありますか？ もしかしたら、あまり関心を持っていないかもしれませんが、思い出してみてください。

①ある。少なくとも1日おきには気づく
②あることはある。ときどき気づく
③あまり気づかない
④まったく気づかない

この朝のエレクト（早朝勃起）の頻度と男性ホルモン（テストステロン）値にはかなり密接な関連性があります。毎朝目覚めたとき、それにどのくらい気づくかという自覚度は、男の生き物としての元気さを知る重要な目安として大切です。もちろん正確な数値は血中濃度を測定しないとわかりませんが、私は臨床上の経験から、きわめて大まかですが以下のように推定しています。

先の問いで①と答えた方は、血中の遊離テストステロン値が12pg／ml以上あると推定しています。これは50代までの男性の標準的な値ですから、これを保つようにしたいものです。

②と答えた方は、12〜8pg／ml、③と答えた方は8〜4pg／ml、もし④なら4pg／ml以下と著しく低下していると思われます。

もちろん、血中遊離テストステロン値には個人差がかなりあり、またストレスや生活習慣などでもかなり変化するので、②以降を選んだ方の場合は一時的に下がっているとも考えられますが、1か月も「朝のエレクトがない」という方の場合、低下したままになっている可能性が強い。一度、遊離テストステロン検査を受けてみることをお勧めします。③または④と答えた方は、テストステロンの低下のサインありと言えます。

なおエレクト（勃起）を考えるときは、その生理学的機能を理解しておいていただくほうが良いかと思われるので、ここで少し説明しておきます。

〝エレクト〟は、ペニスの血管壁の平滑筋がレム睡眠中に起きる副交感神経の興奮刺激に反応して弛緩し、血流を通すようにすることで起きます。血管の平滑筋の中で、それを弛緩させるのはＮＯ（一酸化窒素）という物質で、これはテストステロンによる産生促進作用でつくられるのです。そのため、テストステロンが低いと神経刺激にしっかり反応できず、エレクトできません。

しかも、もうひとつの問題があります。少しややこしいのですが、説明しますと、ペニスの平滑筋に直接作用するのは、ＮＯによってつくられるc-ＧＭＰです。問題はそれを壊す酵素ＰＤＥ５があり、それが年をとると局所に増えてきます。

この酵素がせっかくつくられたc-GMPを壊してしまうことで、エレクトが充分起きない。そのPDE5が、加齢やストレス障害などでテストステロンが低下していると、問題を起こしてしまうのです。そこで私は「NO」なくして「YES（エレクト）」なしと言っているのです。

幸い最近、バイアグラやレビトラ、またシアリスといったPDE5抑制剤が開発されました。これはPDE5の機能を抑える作用があり、ある程度NOが残れば、c-GMPが壊されず、エレクトを可能にするようになりました。

朝のエレクトに気づかなくなっている人においてはテストステロン低下に加えて、このPDE5が多い人も少なくありません。

前述の②、とくに③の人に、PDE5抑制剤のシアリス（ザルチアも同じもの）を服用してもらうと、男性ホルモンが少し減退しNO産生低下がやや少なめの人でも、朝のエレクトが回復することもあります。

しかし、それでも回復しなければ、かなりのテストステロン低下でNO低下が顕著であることを物語っていると言えます。

生活の中で男性ホルモンを高く維持するには

テストステロンの低下には、すでに説明してきたように、加齢による睾丸機能そのものの自然な機能低下と、それを増強するストレスなどの促進要因があります。

みなさんの願いは、日常生活を注意して過ごすことで、「テストステロン低下を何とか予防できないだろうか」「テストステロンを高く維持するためには何に気をつければいいのだろう?」ということでしょう。

実は、それは必ずしも容易ではないのですが、一応挙げてみますと――。

①「睡眠をしっかりとる」
②「食生活をしっかり管理」
③「運動して常に筋肉を刺激して体の血の巡りを良くしておく」

生活習慣上のきわめて常識的なものですが、この3点でしょう。

・睡眠

まず、生活上のストレスを少なくするよう心がけることは当然として、同時に大切なことは、リラックスして、ストレスを溜め込まないこと。

ストレスや疲労からの回復には睡眠が非常に大切です。テストステロン値が下がると、中途覚醒が起こって熟睡感が得られず、ストレスや疲労がさらに蓄積するという悪循環に陥ってしまいます。ニワトリが先か、卵が先かといった面もありますが、ストレスによるテストステロンの急減を避けること、もし一時的に下がったとしても、しっかりと睡眠をとって、回復させることがやはり重要です。難しいかもしれませんが、規則正しい生活で、睡眠時間をしっかり確保しましょう。

またベッドに入る1時間ほど前にゆっくり入浴し、出てから流れる汗が止まってくると、上がった体温が下がりはじめます。そして自律神経系が交感神経優位から副交感神経優位に切り替わり、入眠しやすくなります。

さらに入浴のとき、睡眠を誘導するホルモンであるメラトニンを2〜4mgを服用してその血中濃度を上げておくと、睡眠パターンがよくなります。しかも、メラトニンには抗活性酵素機能もあり、老化防止としてもきわめて重要な予防医学的効果もあるとされており、中高年の方には、常用服用をお勧めしています（アメリカではサプリメントとして市販されていますが、日本では購入に処方箋が必要です）。

もうひとつ大事なのはベッドです。若いときは硬いベッドでもよいのですが、中高年になると筋肉が弱くなってくるので、眠っている間に自分の体重で、背中の筋肉がベッドに強く押しつけられて、血の巡りが悪くなってしまいます。

それを避けるには、敷き布団の上にスポンジやワイヤーネットでできた柔らかなマットを敷き、睡眠中、身体の筋肉を傷めないようにするケアが必要です。これにより睡眠の質がかなり改善し、硬いベッドに寝たときの寝起きに経験する、後肩や背中の筋肉痛を起こさないようになり、よく眠れるようになります。

若いスポーツ選手の間でも、大切な筋肉のケアのために、そうした身体の背面の曲がりに応じてへこみ、長い睡眠中に筋肉を傷めないような柔らかなマットの利用率が高いようです。中高年者にも同様のマットを愛用している人が増え、効果も上がっています。

・食事の問題

食事に関しては、栄養学や料理の専門家でない私が説明しても中途半端になるので、ここでは省略します。

一般向けの本がたくさんあり、タマネギやニンニクなど、睾丸のテストステロン産生酵素を刺激して、それを上昇させる効果があることや、牡蠣《かき》などがテストステロン産生に必要な亜鉛や、その他のミネラルを豊富に持っていることなど、参考になる知識も得られるでしょう。

アルコールに関しては一般的に、酒1合・ワイン1杯はよいと勧められていますが、二日酔いになるくらい飲むのは避けましょう。二日酔いの朝、テストステロンの低下が著しく、更年期症状とほとんど同じ症状が出ると報告されています。

食事そのものではないのですが、テレビ・新聞・雑誌などで、さまざまなサプリメントが、「元気、健康になる」として宣伝されていますが、本書で説明しているテストステロンの産生とどのように関連しているのか、まったくわからないのでここでは触れません。

栄養の「間違った常識」から脱すべし

食事は肥満との関連で、一般向けによく説明されている栄養管理に関して、私は少し付け加えたいことがあります。

カロリー制限に重きがおかれ、肉を食べてはダメ、脂を摂ってはダメ、さらに食事の量も減らせと言われてきたわけですが、それは必ずしも適切なアドバイスとは言えません。

注目すべきは、最近の医学では、「ご飯や麺、パンをあまり食べないように。

肉類や卵などはきちんと摂りなさい」となってきていることです。

すなわち、栄養管理の三原則として、M・ミート（肉類）、E・エッグ（卵）、C・チーズ（乳製品）で栄養管理をしようという〝MEC〟が提唱されており（白澤抗加齢医学研究所・白澤卓二教授）、私も実践しています。もちろん、野菜やビタミンをしっかり食べることも必要ですが……。

ところが、いまだに「大食らいは良くない」「肉や脂肪の多いものはなるべく少ないほうが健康」という誤った常識を信じている人もたくさんいます。もちろん食べ過ぎは避けなければなりませんが、本当の健康を維持するには、タンパク質を充分摂らないといけないことがわかっています。

しかも男性ホルモンの原料となるのは脂肪・コレステロールですから、これをしっかり摂らなければ、身体が燃料不足になってしまいます。肉などは、少なくとも週2～3回、200～300gくらいの量は食べましょう。

・**運動**

生き物・人間として体を動かすことは、文化人になりきった中高年の男性が、往々にして忘れがちな問題点ですが、健康管理上の第一の要と言えます。運動についても多くの入門書・啓蒙書がありますし、それぞれが示唆に富んだものですので、参考になさってください。

私がもっとも興味深く参考にしているのは、友人の三浦雄一郎氏による『攻める健康法』（双葉新書）です。一読をお勧めします。

運動の効果はきわめて多様ですが、もっとも重要なのは、やはり筋肉そのものの鍛錬と、血液循環の促進、さらに運動の刺激による男性ホルモンや成長ホルモン分泌増加と言えます。これにより筋肉が若返るとされているわけです。

以下に、運動とホルモンとの関連を少しまとめておきます。

ひとつは男性ホルモンを増加させる。

運動の身体刺激や全身血流増加の効果で脳下垂体からの性腺刺激ホルモンが高まるとともに、睾丸血流の上昇もあって、血中テストステロン分泌が増加するが、またアドレナリンの分泌も高まる。あまり激しい運動よりはスロートレーニング程度が良いとされています。

ただ、より激しい運動は、いわゆる筋肉そのものの、刺激活性化には必要なことなので、その両者を巧みに使い分ける必要があります。

運動はさらに脳内、例えば記憶中枢とされる海馬《かいば》の中で、男性ホルモンも産生されるという興味深い事実も明らかになってきています。それで脳細胞のスパインの数が増えて大きくなることも証明されており、運動の重要性がさらに注目されるようになっています。

もうひとつ、成長ホルモン分泌も促進されます。興味深いのは、今、普及が進んでいる加圧トレーニングできれいに成長ホルモン上昇が記録されています。私自身、80歳でも加圧トレーニングによって、しっかり成長ホルモン上昇をさせられることを確認できました。

最近、運動は白色脂肪を褐色脂肪に変えて、体温を上げ、運動効果を上げているイリシンを分泌することも知られるようになっています。将来、そのイリシンピルをつくり、運動の代わりになる「Muscle Exercice Pill」にしたらなどという夢も語られています。

運動は脳に働きかけて男性ホルモン産生を増強します。

男性ホルモンの中でも作用の強力なテストステロンは睾丸でつくられますが、それをコントロールしているのは脳下垂体から分泌される性腺刺激ホルモンが上昇するためです。

反対に脳がストレスを感じると、それが減少します。男性ホルモンが激減するのはそのためです。

しかし運動は脳機能の活性化にも有効です。ウォーキングによって気分障害が回復したという報告もあります。使い分けが必要なのです。

ウォーキング、ジョギングなどの「有酸素運動」とともに、次頁の図で示すような逆式腹式深呼吸をするドローイングやスクワットといった下肢の筋運動「筋トレ」も有効で腹筋や下半身の筋肉を鍛えましょう。

ドローイン（逆式腹式呼吸）の方法

①背中をまっすぐ伸ばし、しっかり座位をとる。

②肛門を締めながらへその下の筋肉をぐっと緊張させ、
お腹の腸を上の横隔膜に押しつけるような気持ちで、
息をできるだけ全部吐き出す。（これが一番大事）

③すっかり吐き切ったら、静かに息を吸う。

④落ち着けたら、また、ゆっくり息を可能な限り
吐き出すという、上記の動作を行う。

⑤これを少なくとも20回以上は繰り返すこと。

**座禅では、線香1本が燃え尽きるまでの
約20分間は、繰り返し続けている。**

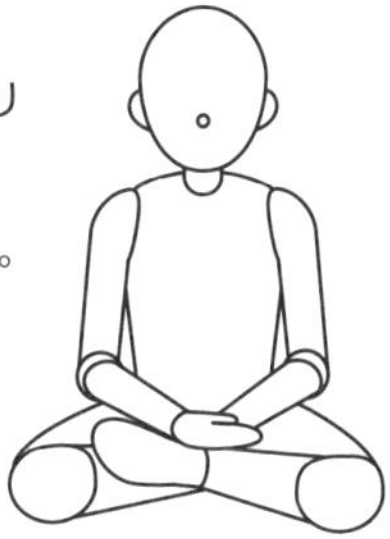

スロースクワットの方法

①つま先と膝が同じ方向を
向くように立つ。

②息を吸いながら腰を下ろす。
このとき、膝を曲げてつま先
より前に出ないように、さらに
背中が丸くならないように注
意する。

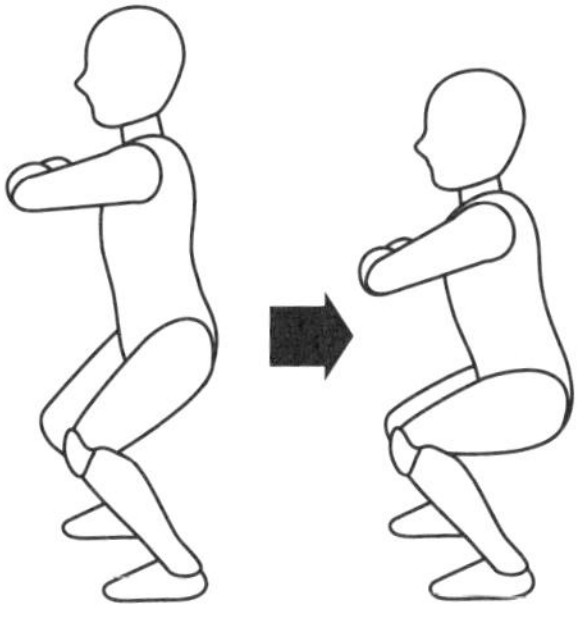

50代でも筋肉質の体になれる

運動が筋肉そのものの発達促進している〝いわゆる筋トレ〟になることは説明するまでもないことでしょう。

私の診察室「熟年期未来塾」に通う50代の小太りの患者さんがいました。男性ホルモンを測ったらかなり減っていました。私は生活指導も重視していますから「あなたは運動しなきゃダメですよ」と言ったところ、「私に運動をしろと言うのですか！」という返事です。

最初は、「まったく運動する気にならないのに、そんなことを言われても」と頑なでしたが、男性ホルモンを投与しているとだんだんやる気が出て元気になり、積極的にスポーツジムに行くようになりました。男性ホルモンの〝やる気上昇〟効果と言えます。

しかも真面目なのでトレーナーをつけて頑張ったのだそうです。数か月もすると、すごく身体が締まってきました。

ぶよぶよだった身体が筋肉質になって、本人もすごく自信がついたのでしょう。「こんなに身体が締まってきました」と、わざわざ自分の写真を送ってくれて、みんなに見せてほしいというのです。

最近、あまり来なくなったなと思ったら、旅行に行ったり、釣りに行ったりしているらしく、フェイスブックにひんぱんに自分の写真を載せていました。

やる気と身体と男性ホルモンの関連性がよくわかる典型例だと思います。


やる気が出てきても「なかなか運動する気にならない」「運動の習慣が続かない」のは、「気持ちはあっても、体を動かす元気さがない」とか「なぜ運動が身体にいいのかが、あまり理解されていない」からでしょう。

メタボを避けるためには運動が大切、「カロリーを消費してやせるから運動しなさい」と、みなさんも何度となく聞いてきたと思います。

しかし、やみくもに運動を勧められても、反発したり、聞き流したりしてしまうのが、中高年男性の心理です。運動の大切さは広く知られていますが、では「なぜ、運動が身体にいいのか」という本質的な理由は、今まであまり説明されていません。

運動による男性ホルモンの産生促進・筋肉の刺激効果がきわめて重要であるという理解が広まってほしいと思います。

長寿化とともに健康への関心が高まって、テレビでは毎日いろいろな健康情報が紹介されています。新聞・雑誌にも、健康に関する記事が溢れています。こうしたマスメディアに登場する内容を集約すると、〈充分な運動〉と同時にやはり〈きちんとした栄養管理〉になるようです。

たしかに、みなさんが文化人になり過ぎて、自分が生き物であることを忘れがちで、しかも加齢により生き物としての活力が落ちてきている。テレビや新聞・雑誌の情報は、それをいかに回復、維持するかが長寿の秘訣で、「これだけやれば健康長寿になりますよ」と言わんばかりです。

しかし、ではなぜ良いのか、そこから先のことが説明されることは、まずありません。

そして、もっとも大事な男性ホルモンのことが語られていないのはなぜなのでしょう？

身体をつくるため、一番肝心な身体の細胞内のタンパク質の立体構造を正す男性ホルモンのことはまったく出てきません。繰り返し述べてきたように、男性ホルモンは、生物のリバイタリゼーション（再活性化）の基本要素です。

男性ホルモンはタンパク質の立体構造を修正する

では男性ホルモンは具体的には身体の中で何をしているのでしょうか？　加齢によりテストステロンが低下した場合、身体の中で何が起きて、体調不全になるのでしょうか？

血管の動脈硬化や朝のエレクトなどは問題がわかりやすい所見ですが、同時に、もっと深いところの細胞レベルで、基本的な問題が起こっているのです。

加齢による筋肉量の減少をサルコペニアと呼びますが、筋力は筋肉の断面積に比例するので、筋肉が減少すると力が出なくなります。とくに下肢の筋肉が落ちると、立ち上がるときにふらついたり、高齢者特有のちょこちょこした歩き方になりがちです。ちょっとした段差につまずいたりする危険も増えます。

筋肉は年齢とともに衰えてきます。太ももの筋肉量は20代にピークとなり、135頁下の図の下肢のラインが示すようにじわじわと減っていきます。70代では2割以上減ってくるのですから、筋力が落ちて、年寄りじみた歩き方になるのもムリはありません。

生殖に関与し、その機能・活力をもたらす男性ホルモンですが、それ以上により大事な全身的な活力・筋肉を増やす重要な働きもしております。さらに骨の硬さの維持役も果たしているのです。

どうやって男性ホルモンが、筋肉増強に関わっているのか、その仕組みを説明

成長ホルモンのひとつの指標(IGF-1)変化量(全体、n=19)

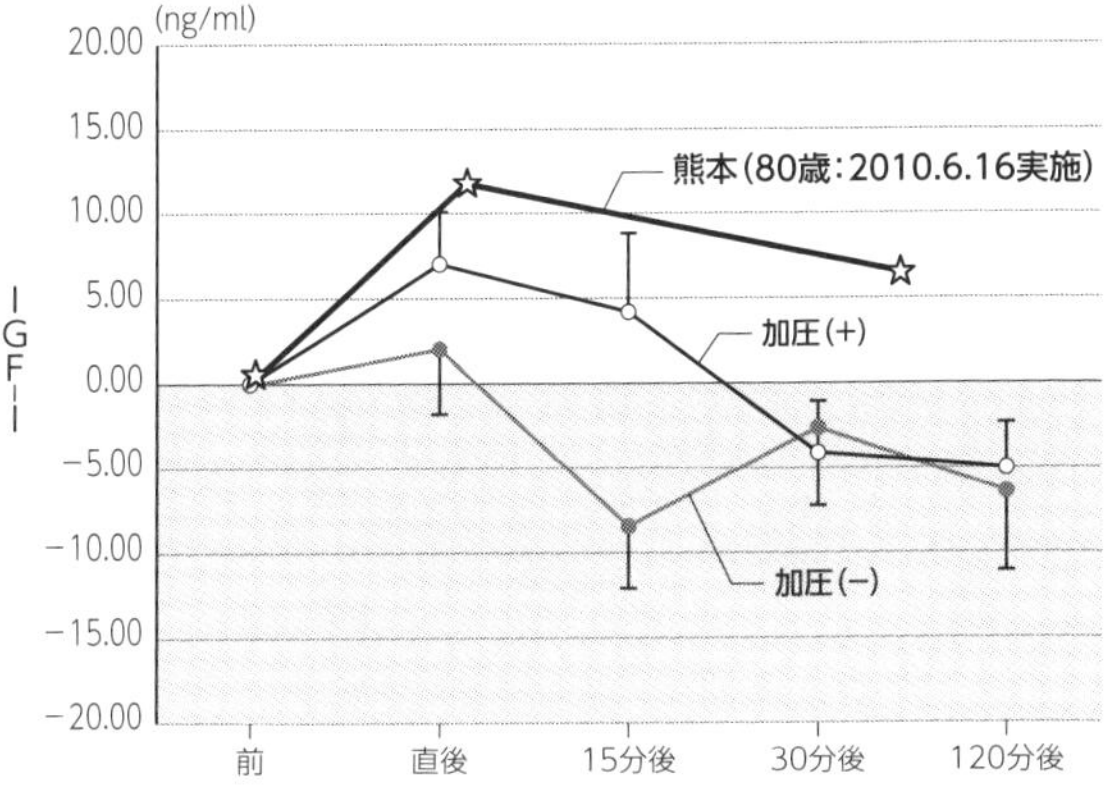

平均±SE　*:p<0.1,　**:p<0.05,　***:p<0.01 (paired t-test)
加圧により運動直後から15分後にかけて有意な上昇がみられた

筋肉量の20歳からの変化率

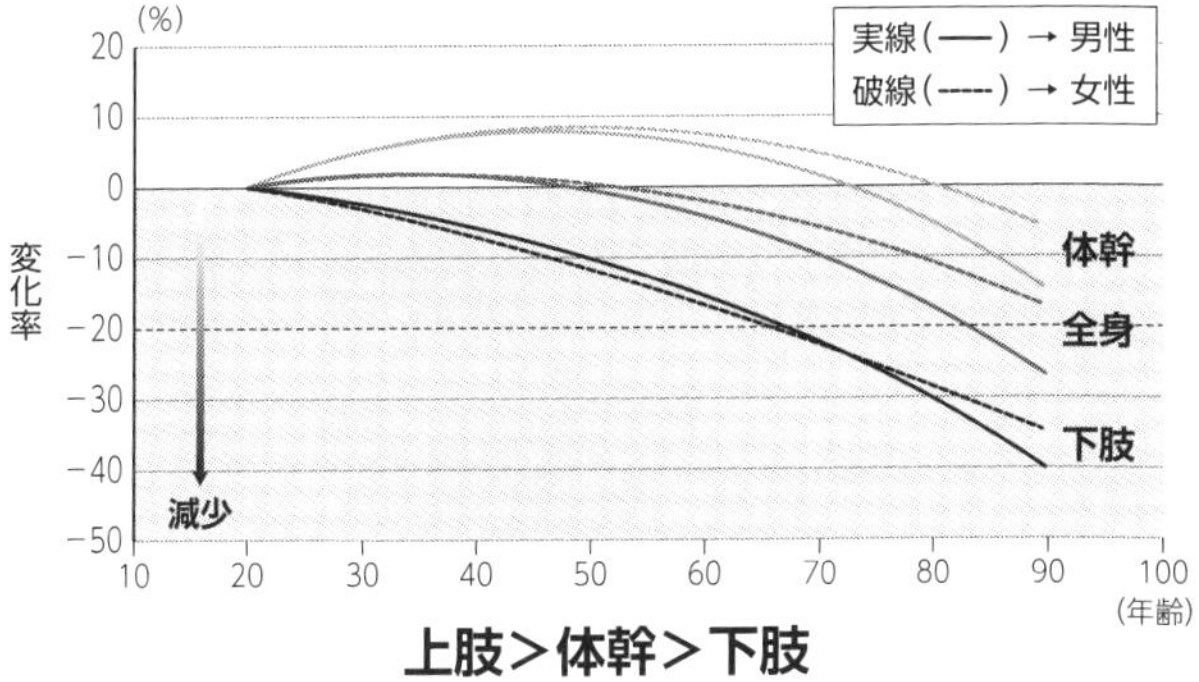

上肢>体幹>下肢

出典:谷本ら、老年医学2009のデータを一部改変

しておきましょう。

ご承知のとおり、私たちの身体はほとんどタンパク質と水でできあがっています。筋肉や皮膚、内臓はすべてタンパク質でつくられているのです。

タンパク質をもっと微細に見ると、鎖状になった多数のアミノ酸がつながってできあがっていて、しかもその鎖がらせん状になり、さらにそれが折りたたまれた複雑な立体構造になっています。この立体構造が正しくできあがってい

タンパク質の立体構造

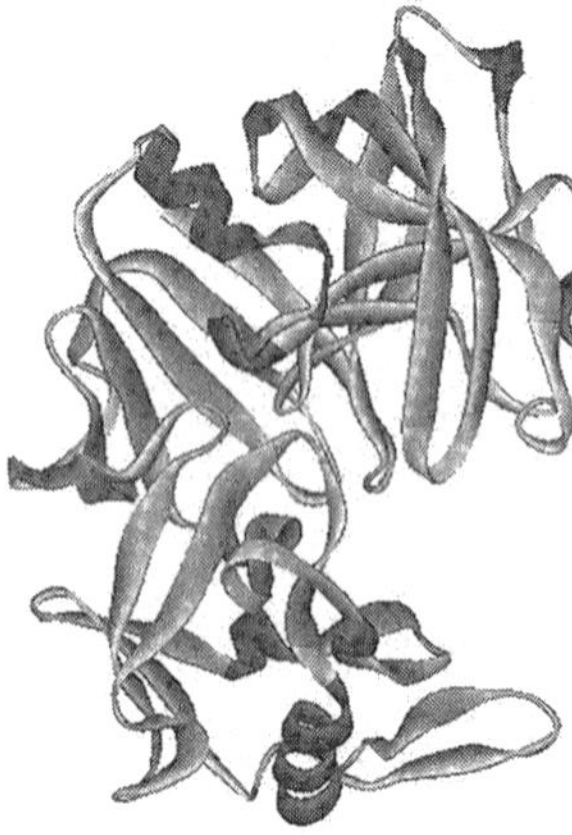

てこそタンパク質としてきちんと働きをし、身体は健康を保つのです。

ところがこの立体構造は、加齢やさまざまなストレスによって崩れてきます。

もちろんそれを壊れっぱなしにしない仕組みが、私たちの身体には備わっていて、男性ホルモンが重要な役目を果たします。遺伝子に働きかけてタンパク質の立体構造の修復やつくり直しをするので、細胞が正常な状態に保たれるのです。

たとえて言えば、公園のジャングルジムが古くなって歪んでくると、安全に遊べません。ただちに公園全体がダメになったりはしませんが、放置すれば事故が起きる可能性がある。いろいろな遊具も錆びたり歪んだりしているはずですから、公園全体もみすぼらしくなる。そうならないためには、こまめな修復や再生・つくり直しが大事です。

男性ホルモンの不足は、タンパク質の立体構造の歪みや脱落が放置されることになり、また細胞の再活性化や更新もままならず、筋肉も内臓も衰えていくことにつながります。

このことからも「男性ホルモンあっての健康」であると言えるでしょう。

熱ショックタンパク質（HSP）の驚きの機能

男性ホルモン、タンパク質といった基本要素と運動の関係を理解してもらうための、新しいトピックもご紹介しておきたいと思います。

より本質的な、運動が身体に与える意味や作用がわかったのは、比較的近年のことです。鍵になっていたのはHSP（ヒートショック・プロテイン、熱ショックタンパク質）という物質。それが、ストレスから細胞を守る機能を持っていることがわかりました。

それは、タンパク質の立体構造の修正でした。先述のとおり、男性ホルモンと共同してその役割を果たしているのですが、男性ホルモンが立体構造の修正や再生をするとき、HSPは非常に重要な仕事をしています。

立体構造の修正に際して男性ホルモンは、細胞の遺伝子に対して直接作用するのではありません。順序としては、細胞のレセプター（受容体）にくっつくことで細胞内に入り、遺伝子に作用して、タンパク質合成を促進することにより、立体構造が修正や再生されるのです。

したがって男性ホルモンは足りていても、レセプターが怠けていてはうまくタンパク質の立体構造は再生再構築できません。

野球のピッチャーがどんなに豪速球を投げても、キャッチャーがヘタだと試合に勝てないのと同じです。まして並以下のピッチャー（男性ホルモンの低下した状態）のうえに、さらにキャッチャーがぽろぽろとボールを落としていては試合になりません。

ところが細胞内に受け入れるレセプターは、年齢とともにだんだん活性が落ちてきます。ピッチャーがせっかくストライクを投げ込んでも、キャッチャーが衰えてきて落としてしまうようなものです。

ＨＳＰの重要な機能は、レセプターの活性化です。年齢とともに衰えた活性をＨＳＰが上げてくれる、つまりキャッチャーに活を入れる役目です。

運動が身体にいい、健康にいいという理由がここにありました。運動をすると体温が上がってHSPが増加する、したがって身体にいい、健康にいいということになります。

われわれの身体には男性ホルモンとHSPというコンビネーションの共同作用が組み込まれていたのです。

疲労回復や自己治癒の本質

HSPは加齢や疲労などのストレスだけではなく、精神的な原因まで含め、さまざまなストレスから細胞を守っていることが明らかになりました。すなわち、傷ついたタンパク質を修復したり、また傷み過ぎたものは除去したり、そのうえ、また男性ホルモンと協力して、タンパク質の再生などを推進したりして、身体を健康にしていたのです。

これが疲労回復や自己再生治癒の本質です。

こうしたＨＳＰの作用を「シャペロン作用」と言います。シャペロンとはもともと、若い女性が社交界にデビューして活躍するときの付き添い役のことで、若いタンパク質がデビューする介添え役にふさわしい名称と言えるでしょう。

ＨＳＰを増やす生活術

風邪を引くと身体の防御機構として熱が出ますが、このときもＨＳＰが増加しています。熱によってウイルスを撃退するとともに、ＨＳＰができてレセプターを活性化し、壊れたタンパク質を修復・再生するので元気になるという仕組みです。

かつて私がカリフォルニア大学ロサンゼルス校（ＵＣＬＡ）に留学していたとき、アメリカ人の友人から「子どもが風邪を引いたときは水風呂に入れる」と聞いてびっくりした記憶があります。日本では熱冷ましを飲ませ、しっかり着せて暖かくして寝かせますが、水風呂に入れて体温を下げるのがアメリカの流儀だったようです。当時はまだＨＳＰの理論が発見されていなかったので、ずいぶん驚いたものです。アメリカでも日本でも、熱を下げることに腐心していたのです。

温泉療法が体調活性化・活力増進効果を示すのも、いろいろ要因はありますが、男性ホルモンの効果を、ＨＳＰが高めているところがポイントです。加温によって血流が良くなり、ある程度のリカバリー効果があることに加えて、ＨＳＰを増やし男性ホルモンのレセプターを活性化するわけです。

これは温泉が良いのですが、そこまで出かけなくても、家庭のお風呂で同様の効果が得られますし、体温上昇器具（遠赤外線加温装置）もあります。

オリンピックに出場するようなトップレベルの運動選手やゴルフのプロでは、そういった加熱装置を使っていますが、やや熱めの風呂に入ってＨＳＰを増やすことでもパフォーマンスが向上し、良い成績を出しているそうです。

修文大学の伊藤要子教授や富山医科薬科大の田澤賢次名誉教授らは、ＨＳＰを増やす入浴法について発表しています。それによると、42度のお湯なら10分、高齢の方なら40度で20分ほど入って、身体が熱を得るようにします。お風呂から出たあとは、10分~15分、ガウンを羽織るなどして体温を37度に維持します。汗がしっかり出るので水分補給も忘れないようにしてください。

まず「男性ホルモン」と「運動」。それに「栄養管理」「社会活動」

夏の間、私はベランダで鉢植えの朝顔を育てていますが、東京出張などで充分水やりができないと、すっかりしおれて見るも無惨な姿になっています。翌朝、あわてて充分な水をやると、夕方くらいには、葉がすっかり張りを取り戻して元気になっています。

男性ホルモンは身体への、この水やりと同じような効果であると推定しています。元気のなかった患者さんに投与すると、朝顔ほどドラマチックにはいかなくても比較的短期間で生気を取り戻しています。

一般的な高齢者の方々への啓蒙では、健康のために大切なこととして、前述のとおり①「栄養管理」②「運動」、それに加えて③「社会活動」が大切だと言われています。新聞、テレビ、雑誌などマスコミから、さらには市役所、保健所などの行政まで、この3つの啓蒙しか説明していません。

しかし私は、熟年期を健康にいきいきと過ごすためには、それに「男性ホルモン」を加えた4つ、これこそが必要不可欠な要素であると思っています。

あたかもそれは、力強くサラブレッドが走るための4本の足のごとく、いずれも欠かせません。つまり、後足のごとく推進力を生み出しているのが「男性ホルモン」と「運動」。その推進力を充分に正しく発揮をさせるために、「栄養管理」と「社会活動」という前足でコントロールする。

いうならば、前に説明した、〝命をつなぐ生理の増強〟が後足の2本であり、〝命を守る生理の増強〟が前足の2本ということになります。

そして、男性ホルモンと運動その両者の連携をとりながら、2つの機能を充分に発揮させる役割をしているHSP（ヒートショック・プロテイン）は、両後ろ足の間にある臀部の立派な尾にたとえられそうです。

健康な熟年期を疾走できるのは、しっかりした4本の足にふさふさとした尾がそろってこそのことだと、ご理解いただきたいと思います。

健康医学で行うべき、4つの基本原則

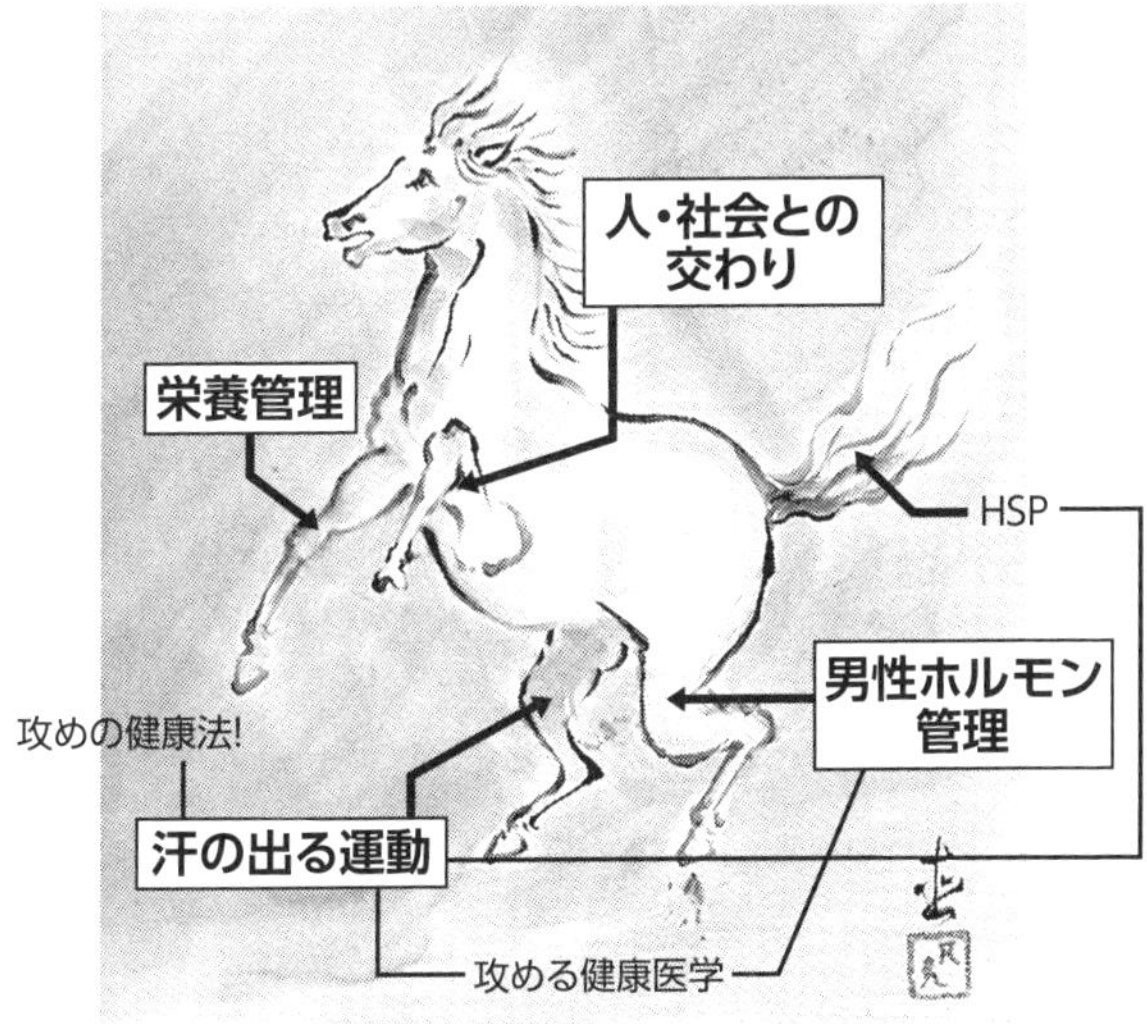

別のたとえで説明すれば、前述した運動・栄養管理・社会生活という3点セットに男性ホルモンを加えることで、「四つ葉のクローバー」になります。つまり〝生きる幸せ〟をもたらすと言えるのではないでしょうか。

80歳、世界最高齢でエベレストに登った三浦雄一郎さんは、日常的に足首におもりを付けて歩いています。60代で肥満、糖尿病、高血圧に悩んだ三浦さんは、エベレストの山頂に立つという目標を心に決め、本気で身体のトレーニングを始めたのだそうです。

それが、日々、足首におもりを付けて歩き、重い荷物を背負って歩くことでした。日常生活に本来の意味のある運動、すなわち有酸素運動とされる、汗をかき体温を上げてHSPを上げられるような少し激しい運動も組み込んで努力したわけです。

その結果、すっかり健康を回復し、70代以降にして体力をさらに向上させていらっしゃいます。きちんと「運動」すれば、男性ホルモンの助けも必要ですが、一応熟年期の健康も取り戻せる、筋肉も体力もつくというお手本です。

そしてもうひとつ、やはり付け加えておくべきことは、社会とのつながりを忘れないことです。

定年後、男性が一気に老け込むことがかなり多いのですが、その大きな理由のひとつは、社会活動から離れてしまったことでしょう。

ほかの方々との人間関係をしっかり維持する。そして何か新しいことを始めようという好奇心や意欲を持ち続けることが、心身ともに老け込まない秘訣と言えます。それを防ぐにも、男性ホルモンを維持して心身の行動活性を保っておくことが大切と言えます。

先に「馬の4本の足」の例で挙げたように、走るのに一番大事な後ろ足で蹴る力がなければ、すべてのやる気が出ないわけですが、前足的役割をする、人と付き合うことも当然の事項として忘れてはなりません。

それぞれの要素がどう関連しているのかと考えながら、「馬の4本の足」の概念をしっかり理解していただければ、実り多い熟年期をいきいきと過ごすことが可能になるのです。

本格的に低下している人は医療機関へ

ただし、ここで挙げてきたような、日常生活の中で男性ホルモンを高く維持する方法は、「今のところ充分にレベルを保っている」とか「一時的にやや水面下に下がった」というレベルの人のためのものです。いろいろと宣伝されているサプリメントも同様です。

また「男性ホルモンを増加させる」と謳っているサプリメントもありますが、「体調が深く長く、水面下に沈んでしまった」という人では、もはや効果は期待できません。そういった加齢やストレスで睾丸精巣機能が著しく低下している場合は、いくらサプリメントなどで栄養補給し機能活性化を試みても、睾丸自体が反応しないとなると効果が出るはずはありません。

一番肝心な男性ホルモン生産工場のことを無視しては、ものごとは進みません。また、代謝などを刺激・亢進しても、丁度、車のタイヤやベルト、さらにはガソリンなどを一生懸命ケアしても、一番大事なエンジンオイルが不足していては、車がしっかり走れないのと同じことではないでしょうか。

男性ホルモン検査測定は、健康管理の面から非常に重要です。熟年期世代のいきいきとした未来のために、男性ホルモンのことをよく知ってほしいと願っています。

そのためには、男性医学をよく知っている専門医のサポートを忘れないでください。

質問表でチェックしてみましょう

ここまで男性ホルモンが低下してくると現れる症状などについて、解説してきましたし、また大事な朝のエレクトについても述べてきました。

主として加齢によりますが、そのほかいろいろな原因によるストレスも加わって、中高年男性の男性ホルモン値は下がりがちですから、自分はどうなのだろうと気になる方も多いと思います。

次頁の質問表でチェックしてみてください。

同様の質問表はいろいろありますが、欧米人を想定したものが多く、日本人にはあまり適合しないので、これは私が日本人向けに作成したものです。該当するところに◯を付けてください。

質問表（熊本式）

現在のあなた自身について、該当すると思われるところに○を付けてください	殆どない	ややある	かなりある	特につらい又は非常に強い		
	1	2	3	4		
1. 体調が優れず、気難しくなりがち					精神症状	
2. 不眠に悩んでいる						
3. 不安感・寂しく感じる						
4. くよくよしやすく、気分が沈みがち						
5. ほてり・のぼせ・多汗がある					自律神経関連症状	
6. 動悸・息切れ・息苦しいことがある						
7. めまい・吐き気がある						
8. 疲れやすい					身体症状	
9. 腰痛・手足の関節の痛み						
10. 頭痛・頭重・肩こりがある						
11. 手足がこわばる						
12. 手足が痺れたり、ピリピリする						
13. 最近、ひげの伸びが悪くなった						
14. 筋力の衰えを感じる						
15. 尿が出にくい、出終わるまで時間がかかる					排尿関連症状	
16. 頻尿になり、夜中にトイレに起きる						
17. 尿意が我慢できなく漏らしたりする						
18. 性欲が減退したと感じる					性関連症状	
19. 勃起力が減退したと感じる						
20. 早朝勃起を気づく頻度	週3回以上	週2回以上	2週に1～2回	月に1～2回	月に1回未満	全くない
21. セックスの頻度	週3回以上	週2回以上	2週に1～2回	月に1～2回	月に1回未満	全くない

・判定

多くの質問表では、一般的に点数化して重症度を判定するようになっていますが、私はそんなに簡単に点数化することは意味がないと考えています。

この質問表での臨床症状の判定は、ご自身でチェックした項目で《3》以上のものが質問の14番までに、ひとつでもあるようでしたら、要注意です。もし2つ以上あれば、ぜひ医師に相談していただく必要があります。この所見で一応の自己判断が可能になると思います。

運動だけでも、栄養だけでも、ホルモンだけでも、元気にはなりません。

第5章 男性ホルモン補充という選択肢

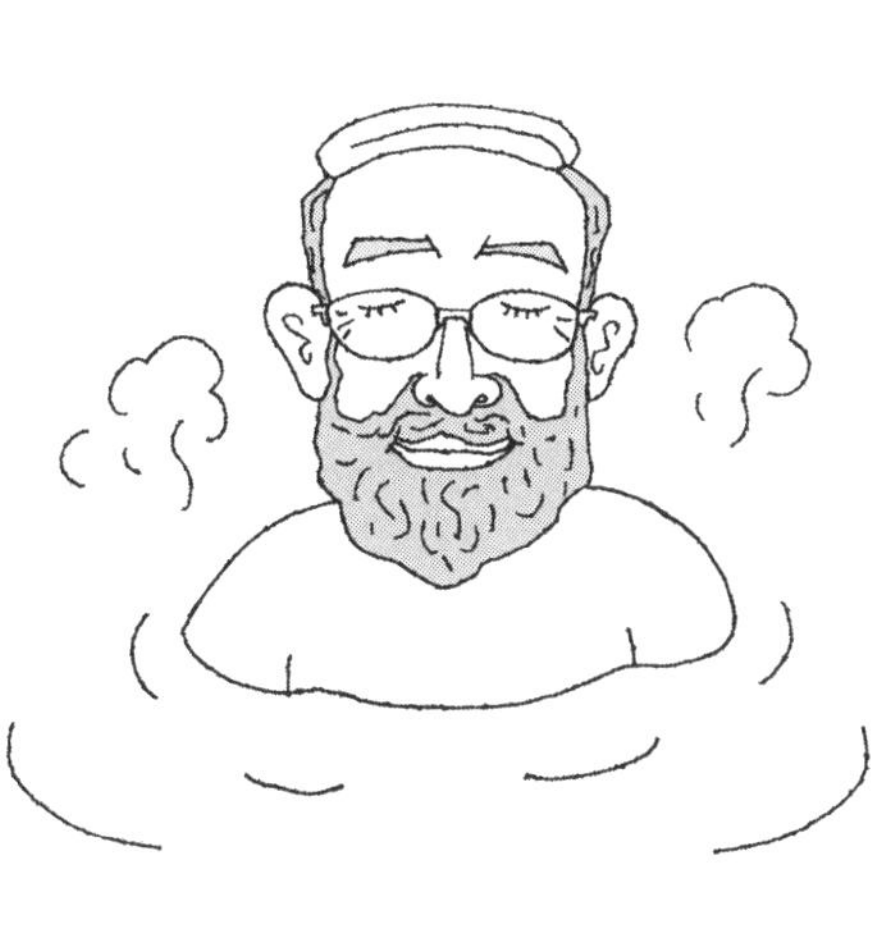

たとえば目が悪くなったら。
星空を見続けるよりも、老眼鏡を使ったほうがいい。
たとえば女性は、シワやシミが気になったら
皮膚科に行ってみたりする。
男性ホルモンが減ってきたら、
病院に行く、という選択肢があります。
男性ホルモンをうまく利用する。
それも大事な生き方のひとつです。

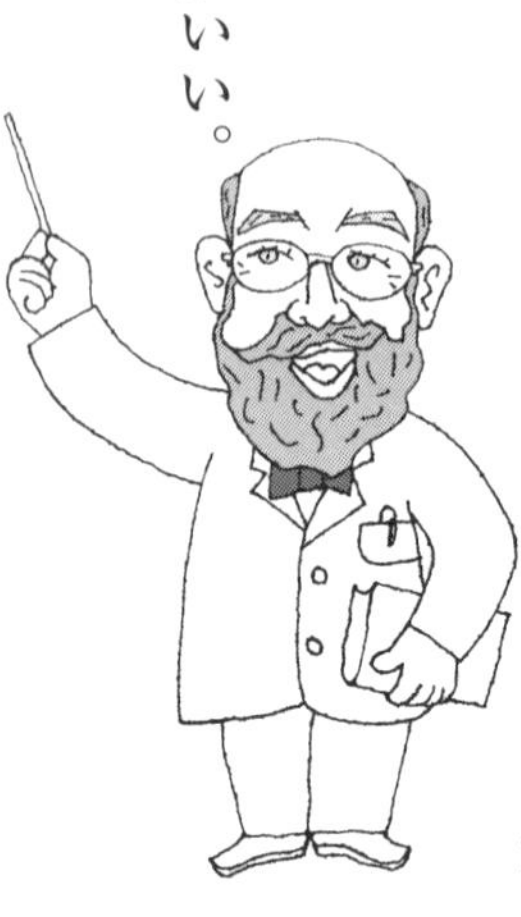

この章のポイント

◎宇宙の秘密も大事だけど、人体の秘密がもっと大事

◎なくなったものは仕方ない。別の形で補充せよ

◎眼鏡や補聴器は不自然なのか？

◎「若返った！」は「生き返った！」

◎ずるずる生きない、元気で長生き

◎〝アンチエイジング〟ではなく〝ウェルエイジング〟を

◎疫患対応医学に人生哲学的医学を加えよう

駆け込み寺のように来院

私は大学を退官してから長年、東京で男性方のためのクリニックを持っており、現在は「熟年期未来塾」と称し、更年期・熟年期年代の多様な症例を診ています。

訪れる患者さんたちのほとんどは、すでにサプリメントを服用したり、食生活や運動に気を遣ったりしておられます。また内科・心療内科にかかっていたり、医学的な対応としてキレーション（有害金属の排出）など受けている人もいます。しかしそれだけでは思うような体調改善が見られないため「この体調不全を何とかしてほしい」と訴えて、駆け込み寺的にわが外来に来診される方がかなりおられます。

こうした患者さんに、前章までその重要性を説明した、車のエンジンオイル的テストステロン補充を中心にその他の医学的治療をすると、かなりの方の生活活性が戻り、いきいきと蘇り、体調が復活し喜ぶ姿をたくさん見てきました。まさに男のリバイタリゼーション（再活性化）であり、ウェルエイジング（Well Aging）の治療を実践していると感じております。

更年期障害と熟年期障害とは、基本的には同じような男性ホルモン低下症候群ですが、少しニュアンスが異なります。その年代におけるテストステロン値の低下度が、身体生理に与える影響の差であると言えますので、治療学的対応が少し変わってきます。

更年期は年代的にテストステロン値がまだあまり低くならない世代ですが、その低下が急激に起きると、うつ症状や自律神経失調症状など、精神神経症状がかなり強く出ます。

それに続く熟年期障害は、年代的にテストステロンがすでに徐々に低下してきており、脳などがその変化に少しずつ慣れるよう、徐々に適応しつつある年代の障害です。更年期のようなあまり強い精神神経症状は現れないかわり、その前段階的なやる気、気力低下などと、それに加えて体力低下や体調不全などが前面に出てきます。テストステロン下降による心身、全身的な乱れ、活力減退にスムーズに適応できない状態であり、漠然とした心身の気力体力低下が主訴となってきています。ことに熟年期障害では、タンパク質の立体構造が全身のさまざまな細胞で歪み、その固定化も少しずつ進んでいるためなのか、治療の期間が長くなったり、男性ホルモンのほかにメラトニン（体内時計を調節するホルモン）や副腎性の男性ホルモン、さらには血管拡張剤といった補充的治療も加える医学的対応の必要もかなり増えてきます。

いずれにしても、まずは充分な時間をかけて体調や症状を問診します。そのあと採血によるテストステロンをはじめとする各種ホルモン検査、遊離及び総テストステロン、副腎性男性ホルモン（ＤＨＥＡ－Ｓ）、下垂体からのホルモン（ＬＨ、ＦＳＨ、ＰＲＬ）、成長ホルモン関連のＩＧＦ－１など、さらに赤血球やヘモグロビン（血色素）、各種脂肪関連項目や前立腺関連のＰＳＡや糖尿病関連のＨｂＡ１ｃなどの血液検査、また動脈硬化度を調べる脈波速度検査（ＰＷＶ）、腹部ことに腎臓や睾丸、さらに前立腺の触診もします。

男性ホルモン低下を訴える男性に睾丸・前立腺の検査は必須ですから、当然、実施しています。

下半身もわれわれ医師は「当たり前のこと」として診ていますから、恥ずかしがる必要はありません。むしろアメリカなど、そうした検査なしに前立腺がんを見落としでもすると、必ず訴えられるとのことですから、医師として実行すべきルーチンワークです。

また、私が朝のエレクト（男の生理）を重視しているのは繰り返し述べてきたとおりですが、それを測定するためにエレクトメーター（写真）を就

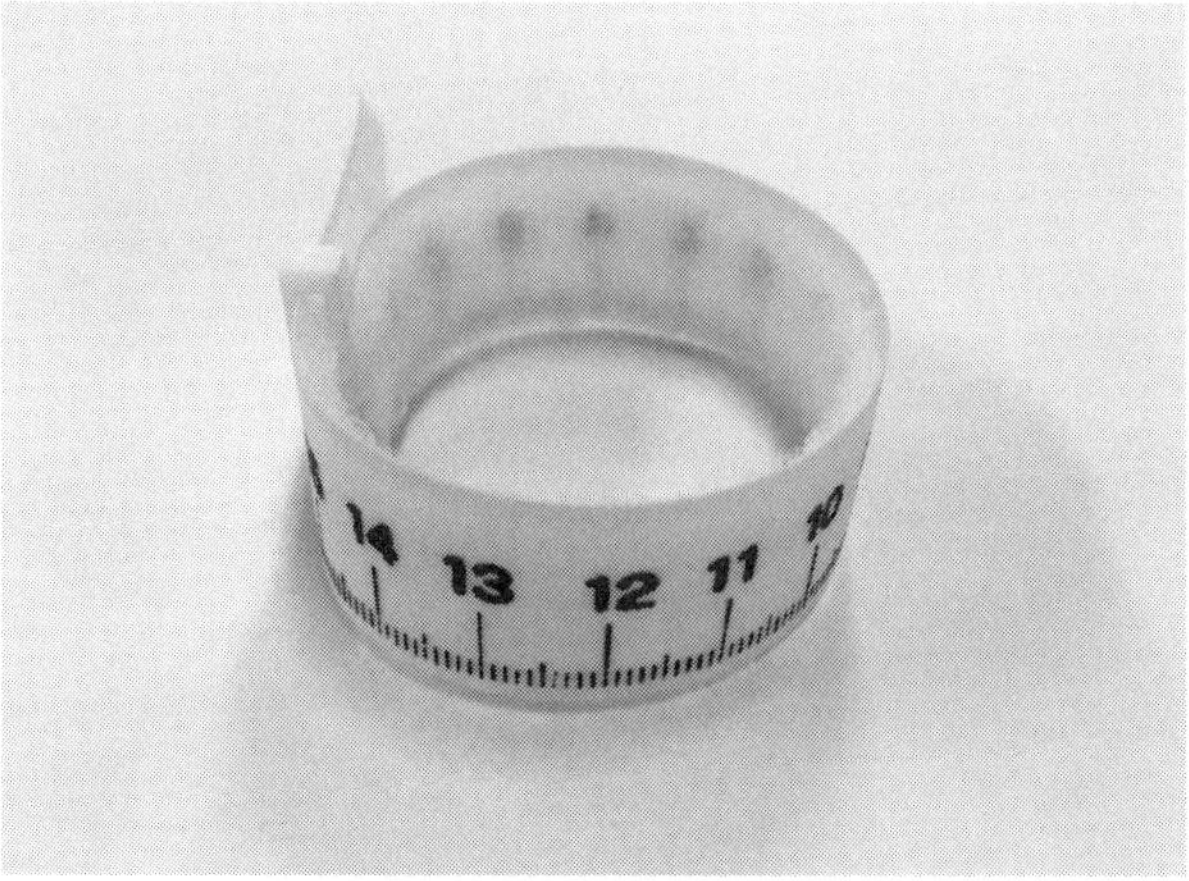

エレクトメーター

寝時につけていただき、夜間ペニスの円周増加度を必ずチェックしています。それが2・5㎝以下であると医学的に問題ありと考えています。これも必須検査です。

テストステロン測定や男の生理も測らず、また前立腺・睾丸のサイズもチェックせず、更年期や熟年期の男性の体調不全を、単に生活習慣病などとして医学的対応をされている医師もときどきおられます。

これらの男性性器を中心とした男性医学的検査をせずして男性を診たなどというのは笑止千万です。男性を診たことになりません。これは声を大にして言っておきたいことです。たとえば、高齢の方はかなり睾丸が小さくなっており、それが問題であることが少なくないのです。

治療の方針

治療の中心は、やはりテストステロン補充療法です。

まずは朝のエレクト（早朝勃起）の回復治療を行うことで、体内のホルモン環境変調による男の生理の減退状態を修正することにしています。

患者さんはさまざまな症状があって来院されるので、症状改善の経過で差はありますが、3～6か月はできるだけ血中テストステロン値を成人期の値である20～30pg／mlに維持しつつ、治療効果を見ながら対応しています。

治療の初期に、テストステロンをある程度大量に投与することで、細胞機能を立てなおしてやるわけです。しばしば「年齢相当の15～20pg／ml以上に上げないほうが良い」などという意見もありますが、それでは減退した細胞機能・落ち込んだ体調回復はなかなか再活性化しないと感じています。

還暦後の熟年期障害の場合、テストステロン下降の乱れにともなう諸々の体調不全を可能な限り成人期のレベルに一度リセットする、可能な限り戻すことが、最初のステップだと考えています。

健康医学の立場からすると、60代の早いうちからテストステロンの検査と適切な間隔での補充による生活活力の維持補正をして、やる気・元気・好奇心など意欲やバイタリティを持ち続けること。それこそが、長寿化時代のヘルシーエイジングに加えて、アクティブ・アンド・ウェルエイジングを味わうコツではないでしょうか。

余談ですが、朝のエレクトについて面白い秘話を紹介しておきましょう。

みなさんご存じの彫刻家、オーギュスト・ロダンの作品の中に、文豪・バルザックの立像があります。ガウンをまとった堂々たる姿ですが、実はあの

ロダン作 バルザック像

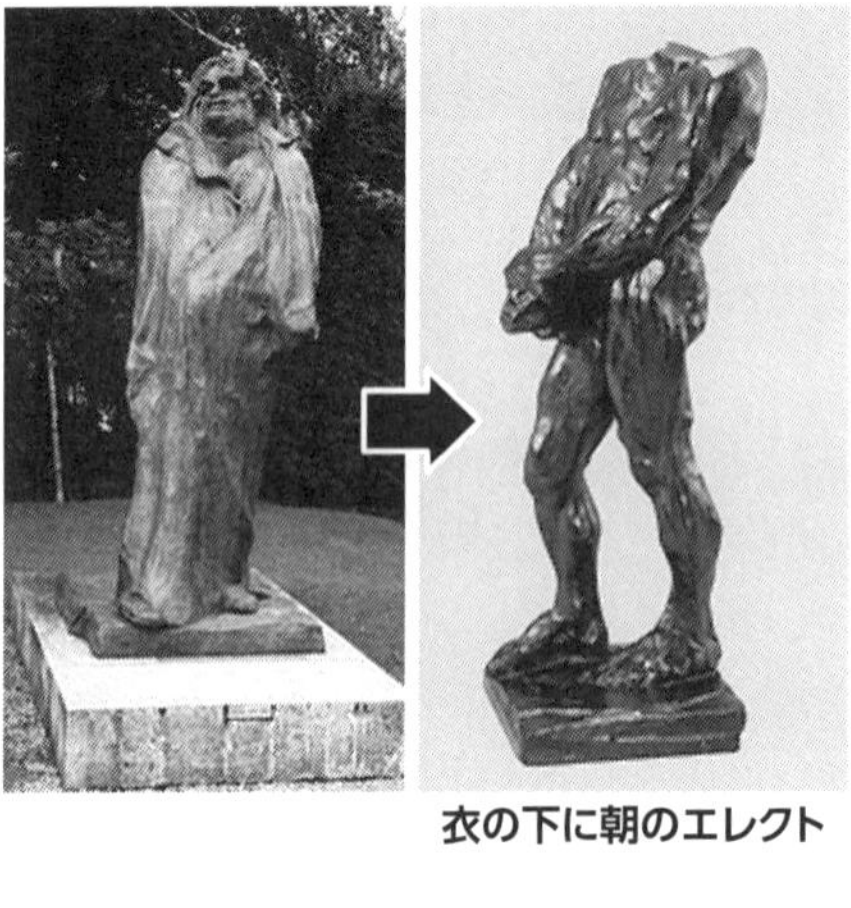

衣の下に朝のエレクト

ガウンの下で、バルザックは両手で朝のエレクトを摑んでいるのです。習作では裸像でしたが、さすがに露骨なのでガウンを着せたのです（前頁写真参照）。それでも作品を依頼したフランス文芸家協会から引き取りを拒否されたという逸話があります。

豪胆で非常に男性的だったバルザックを表現するために、この姿を選んだロダンの見識を、私は男性医学の見地から「よくぞここまで男を理解しているな」と感嘆するのです。

朝のエレクトが戻ってくる！

患者さんによって異なりますが、おおむね治療初期には2週間に1回、テストステロン（日本ではエナルモンデポー250㎎）を注射して、症状の改善の様子をみながら投与の間隔や量を調整。体調改善が進めば月に1回、さらに2、3か月に1回と投与間隔を延ばしていく。なお症例により来院の都合の関係で、ネビドー（1000mg）を2、3か月おきに投与することもあります。

これにより、まず朝のエレクト（早朝勃起）の回復があり、その他さまざまな体調不全からの回復がそれに続くといった経過が多いようです。朝のエレクトの改善が遅れる場合は、当然前述したNOレベルを維持すべく血管拡張剤（シアリス）などの併用も必要になります。

まず、朝のエレクトがほぼ毎日といえるくらい自覚できるようになると、レム睡眠の乱れが補正されるので、中途覚醒がなくなり睡眠が安定してきます。また、本人が今までさして自覚的に問題にしていなかった漠然とした体調不全や、やる気がかなり回復・改善されてきたのを感じるようになります。

そしてなによりも「自信がついてきました！」と明るく報告されるのです。テストステロンは活力の源なので、自らの生き物・男としての復活の自覚が出てきます。多くの人が、生活力の若返り、リバイタリゼーションの実感を喜びとともに小さな声で述懐されるのが印象的です。

まさに男性力復活の自覚による臨床心理学著マズローの言う〝自己実現〟を目の当たりに見る感があります。

少し専門的な話になりますが、血中テストステロンも測定せず、40～50代に見られる更年期障害のうつ反応を「うつ病」として、抗うつ剤を内科医系の医師方から投与されている症例にはかなりてこずります。

ひとつ問題なのはテストステロン値がさして低くないにもかかわらず、うつ症状がある例もたまにあります。これは男性ホルモン受容体が弱いためですが、その鑑別は専門的には重要です。男性ホルモン低下症例群の医学的対応はかなり複雑な因子があるというのが、多くの症例を経験している私の実感です。

患者さんたちの声

私は患者さん方の具体的な話を紹介するのはあまり好まないのですが、一般の方々に少し実例を紹介したほうが、男性ホルモン治療への理解が進むのではとの考えもあり、二、三の治療した実例をあえて紹介します。報告者の方々はそれぞれ社会的にも立派な方々で、「もう少し元気に社会的に働き貢献したい」と来院された方々であり、もちろんご本人のお許しを得て公開させていただきます。

治療を始めたとき75歳だったAさんはこう語っています。

「非常に考え方が前向きになり、落ち込んでいる人を見ると可哀想になる。〝男性ホルモン療法〟を教えたいと思う」

「身体が非常に元気になって、たとえゴルフを2日続けて楽しんでも、どこも痛くないし、張りもしびれもありません。18ホール、カートは使用せず歩きです。毎日、朝立ちで目覚めるようになり、自信が蘇ってきました。もともと自信喪失というわけではなかったのですが、以前の自信とは違って〝心棒が入ったような感じ〟です」

Aさんが一番気にしていたのは副作用のことだったようです。

「でも75歳という年齢で寿命を考えるとあまり副作用を気にしても仕方がない。元気になること、活力の維持向上をとったほうがいいと考えて踏み切りましたが大正解でした。それだけではなく、なぜか女性がきれいに見えるようになりました。友人たちにも私の受けた〝男性ホルモン療法〟の話をしたところ、何人かがこの治療を受けはじめています」

このAさんの話は示唆に富んでいます。

男性はなかなか自分で医者にかかろうとしませんが、友人が元気になった様子を目の当たりにして、その治療経過の話を直接聞くと「それなら自分も」となるのです。男性は知識としてかなりしっかり理解していても、なかなか自分から動かないのが一般的な反応です。ただプライベートな感覚で判断しがちなので、非常に近しい友人や家族に動かされて初めて腰を上げ、重い足で医師を訪れる。そんなパターンの方が、実際たくさんおられます。

副作用を心配されていたということですが、その〝男性ホルモン悪役説〟の根拠はほとんどありません。そのことは後ほど説明することにして、続いて60代後半のBさんの話をご紹介しましょう。Bさんはこの半年ほど治療を続けてきたところです。

「初診では詳細なアンケート調査と問診、血液検査、エコー検査、前立腺触診などを経て、2週間後から男性ホルモン注射が始まりました。2週間ごとの男性ホルモン注射を10回続け、その後は毎月1回で継続しています。併せてザルティア(シアリス)とメラトニンを就寝前に服用しています。

自覚症状の変化は、まず毎夜2時くらいに目が覚めていた中途覚醒がなくなり、朝まで熟睡できるようになりました。薬の服用を怠ると、夜中に目が覚めてしまうことはありますが。

以前はまったくなくなっていた〝朝のエレクト〟ですが、治療を始めたころは毎日のようにありました。最近、ホルモン投与間隔をかなり空けるようにしてからも、週に何度かエレクトしています。正直、久しぶりのこの体験には感動しました」

Bさんはマラソンやトライアスロンを続けているスポーツマンです。そうした運動中の変化はどうだったのでしょう？

「マラソンやトライアスロンを60代半ばから始めましたが、一番の変化は心肺機能です。今は週2回の早朝スイミング、週4回はジョギングを行い、週2回ウエート・トレーニングを受けています。この治療を受けてからの運動中の呼吸が明らかにラクになりました。先月のフルマラソンでも、心肺はまったく苦しくありませんでした。

もうひとつの変化は、筋肉が付いたことです。数か月で体重が3、4kg増え、胸筋の増強を水泳仲間に驚かれました。

集中と持続を求められる激務をこなす自信も深まりました。治療と運動の相乗効果だと思われますが、身体の変化を自覚して自信が持てたのだと思います。治療に感謝しています」

以下は76歳のCさんです。

「そもそもは『スキーをしたい』『ゴルフがうまくなりたい』という願望があって治療を受けることにしました」という方でしたが、健康上、いろいろな改善があって驚かれたようです。

「この10年、体重が10kg以上落ち、気味が悪かったのですが、治療を受けて4か月で4kgほど増えました。食事も先生の指導を受けて、肉・卵・チーズと野菜を積極的に摂るようにしています。1日30分程度、加圧トレーニングをしています。注射を受けるようになってから、バッチリ筋肉が付いてきて、友人やマッサージ師から『素晴らしい身体だ！』と褒められています。ゴルフではドライバーの飛距離が20ヤード伸びました」

10ヤードという方が多いのですが、20ヤードと聞いて私も驚いています。

また疲労感が消えて、朝はすっきり起きられるようになったそうです。

「夜はトイレに起きることなく、朝まで7時間ほど熟睡できるようになりました。以前は、朝起きて、ひげそりのために正座すると膝関節のこわばりがありましたが、その違和感もいつのまにか消えました」

健康状態の大幅な改善によって、挑戦への意欲＝やる気が高まったと喜んでいます。

「具体的な目標として、スキー30日間、ゴルフは60ラウンドを目指して挑戦します」

〝黄金の人生〟を楽しんでいるCさんです。

すべての方々に、これほどまでの治療効果が出るとは言えませんが、大なり小なり、このようにお元気になる方が多いのです。

〝男性ホルモン悪役説〟を打破せよ

Cさんの述懐にも出てきましたが、テストステロン補充療法については医師の間でも、なぜか「副作用が心配」という声が消えません。第2章で少し触れたように、〝男性ホルモン悪役説〟がはびこっていて「前立腺がんは男性ホルモンレベルを高くしているとかかりやすい」と思っている人が多いのです。

更年期障害の女性に対する女性ホルモン補充が、かなり普及したあと、乳がんのリスクが高くなることへの危惧が広がり、女性ホルモン治療への危惧感が男性ホルモン治療にも及んでいるようです。女性ホルモンと混同しているのかもしれませんが、医療関係者の中にも誤解している人が多いのに困惑しています。

「テストステロンのレベルの高い人は前立腺がんにかかる確率が高い」という明確に認められたデータはありませんし、むしろ逆であるとの報告がほとんどです。テストステロン値が低い場合は悪性度が高く、高い場合は転移しにくいといった傾向にあることが確認されています。

前立腺がんにはテストステロンのレセプター（受容体）があって、男性ホルモンの刺激で成長していくことがわかっています。睾丸の機能を抑えてテストステロンが出なくなると、たしかにがんは急速に縮小するので、現在では脳下垂体からの性腺刺激ホルモンを完全に抑えてテストステロン分泌を抑え込む治療が通常行われています。

そのため「前立腺がんに男性ホルモンはよくない」という説が生まれてしまったようですが、すでに前立腺がんのある人は問題としても、ない人はほとんど問題なしという意見が国際的にも広がっています。男性ホルモン投与でＰＳＡの急激な上昇がなければ問題なしとされています。

飛行機でも鉄道でも「絶対に安全だ」とは言えません。しかし、充分に訓練を積んだ専門家が、細心の注意を払って設計、開発し、運用することでリスクを許容できるレベルにまで抑え込んでいるのです。

テストステロン補充には、熟年世代に元気・やる気・バイタリティを回復させ、健康長寿に寄与しているという大きな利点があります。そこから議論を出発させて、テストステロンの〝冤罪〟を晴らし、〝男性ホルモン悪役説〟を打破していくことは、健康長寿時代の医学的対応だと思っています。

〝人生哲学〟に医学はどう関わるか

また、健康上のリスクは非常に小さいことを説明しても、男性たるもの男性ホルモンを補充することは「不自然だから……」と躊躇《ちゆうちよ》する人も多いのが日本の特徴です。若い年代のスポーツマンに対するテストステロン補充は、はっきり「ドーピング」とされておりますが、中高年者の低テストステロン例での補充は、「まさに治療であり、問題なし」とオリンピック委員会の方からもアドバイスをいただいています。

「男たるもの、男性ホルモン補充など沽券《こけん》にかかわる」「自分は自然派でいく」と言う方もいらっしゃいますが、それは医学の面から「自然とは何か」を問う医学哲学のような問題点です。

現代人は眼鏡、補聴器、入れ歯などを当然のごとく受け入れています。高齢社会の日本では人工血管を入れたり、変形性股関節症で人工股関節と置換したり、インシュリン注射をすることも一般的になって、その意義を謳歌しています。自然に任せておけばそのまま亡くなっていたような病気も、さまざまな外科手術によって助かるようになっています。

更年期障害、熟年期障害（プレフレイル、フレイル）といった加齢性全身的体調減退は、個人差が大きい。同じ年齢でも、さほど症状もなく不調を意識しない人もいれば、すっかり元気を失って、大きな病気はないのにいかにも病人然、老人然となる人もいます。前章までに述べてきたように、男性ホルモンの著しい低下が命を縮めると報告した多くの医学研究があります。

この本では女性側の問題には話を広げていませんが、女性でも男性ホルモンが低い人は還暦後の寿命が短いという研究が発表されています。そうした大きな問題を「自然に任せる」「不自然なことは避ける」というのはなぜだ？　と私は論理矛盾を感じざるを得ません。

さらに言えば、先述のように「認知症になっていつまでも長生きするのはイヤ」という願いは誰しも持っているのではないでしょうか。男性ホルモンが低い人は、認知症にかかりやすいというデータがかなりある、「認知症を避けるためにできることなら最大限の努力をしたい」という要望に応える選択肢を示すのも健康医学の役割だと思っています。

長寿社会の現代は、それぞれが文化論や人生哲学や死生観を、自分なりに整理することが求められている時代です。意識もなく回復の見込みもないのに、点滴や胃瘻《いろう》で生かされているという現在の一般医学の考え方はかなり不自然です。極端な話ですが「たとえ寿命が少し短くなっても、生ある間は元気でアクティブに暮らしたい」「ずるずる生きるのではなく、元気なままで死にたい」と考える人も少なくないようです。

個々人がそれぞれ一回限りの人生をいかに生きるか――21世紀の現代を生きる私たちの〝人生哲学〟と現代医学の関わりが問われるところです。

私は、積極的な生き方こそが今様と感じています。

人間の命を可能な限り健全に保持し、引き返せない、繰り返せない、それぞれの人生を、可能な限り元気に、安らかに過ごせるよう努力するのが新しい医学の務めであるべしと信じています。またそれが人々の幸せへの道と、思いつつ仕事を続けています。

人生観に基づいた選択

たとえ寿命が多少短くなっても、元気になりたいと願う人も時にいます。

抗がん剤治療を受けている患者さんは、抗がん剤の作用で睾丸機能が完全に抑えられてすっかり元気をなくしてしまう人がかなり多いのです。それに対してテストステロン補充が有効です。それによる問題の起こる可能性は、現在ほとんどないはずとされています。男性ホルモンが前立腺がん以外のがん細胞の増殖を促進すると言うこともあまり考えられませんが、まだあまり医学的な研究がされていない。まったく危険性がないとは言えないかもしれないが、積極的に対応したいと考えています。

そこで私は、がんで闘病している医師に限って、本人の納得のうえで、その希望に沿って、今まで3例ほどテストステロン投与をしています。言うまでもなく、医師なら身体の中で起こっていることやリスクをきちんと理解して判断できると思うからです。

ひとりは40歳代の医師で、白血病のため抗がん剤を使っているケース。まったく元気がなくなって体調不全で日常の仕事もできないほど困惑していました。体力が落ちてしまって、間近に迫った専門医の資格試験に備える勉強すらすることもできないくらいでした。困り果てているので、本人も望んだテストステロンの補充を行いました。それも、20代前半のテストステロン値まで上げようとなって、毎週投与したところ、体調はきわめて改善されました。夜、仕事が終わってからも精力的に勉強できたそうで、専門医試験にはめでたく合格、しかも外国の学会に研究発表に出かけるまで回復するくらい元気になりました。

もうひとりは85歳で前立腺がん・抗男性ホルモン治療で闘病している開業医の方。娘さんも医師なので「元気も気力もなくなった父があまりにも可哀想で」と相談を受けました。前立腺がんはテストステロンで増殖すると考えられていますが、治療でＰＳＡは低く抑えられています。まったく元気がないのでテストステロンを投与したところ、体調は非常によく改善。元気に復活し、再び診療できるまでに活力が出てきました。

ただ、そのうちに治療の指標となるＰＳＡが上がってきたので、私は彼の病院まで行って「そろそろ中止しましょう」と進言しました。

ところが「いや、たとえ命は短くなってもかまわない。この元気さを失いたくはないんだ」という答えが返ってきました。また横にいた婦長さんも「あの元気のない以前の先生を見ているので、私はそれをまた見るのはつらいです。先生が覚悟しているんだったら続けましょう」と言い、医師である娘さんも「父がそう言うのだったら続けましょう」という返事。あえて継続することになりました。

幸いなことにその後、転移はなく、その状態を医師として自分でしっかり確かめながら自らテストステロン補充を続けて、元気に活躍しておられます。

次頁の図はそれらの症例について、ＱＯＬを測定するための質問紙ＳＦ36による体調改善記録です。囲みが大きくなればなるほど、体調が良くなっていることを示しています。

現在はすべてを理解している医学関係者に限って治療しているのですが、がん化学療法による体調不全への関心が、まだまだ低いと言わざるを得ません。人生観に基づいた治療法の選択は、これから要求が高まるはずです。

無意識の人に、ただ生きていただくために点滴治療を続ける医療と、どちらが倫理的・医学的に正しいのでしょうか？　抗がん剤治療後のＱＯＬ問題も、「どんなにつらくても長く生きられれば良い」ということではないでしょう。人生哲学的医学の立場から、今後検討すべきものと私考しています。

医原性（抗がん治療）低テストステロン症に対するテストステロン投与の臨床効果

テストステロン投与前後の質問紙（SF36）による、体調調査質問紙得点の変化

●前立腺がん抗男性ホルモン治療症例（85歳） 下位尺度得点（0-100得点）

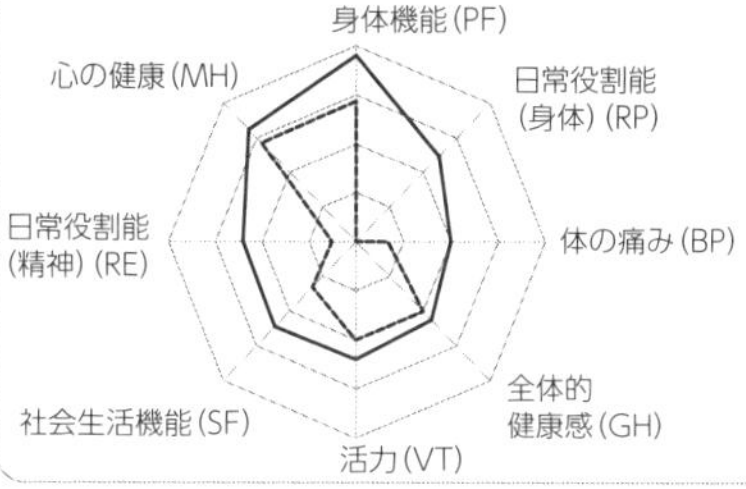

治療経過中
囲みが大きくなるほど体調良好

—— 1回目
--------- 2回目

PSA:0.2→1.7（ng/ml）

●白血病がん抗剤投与症例（40歳） 下位尺度得点（0-100得点）

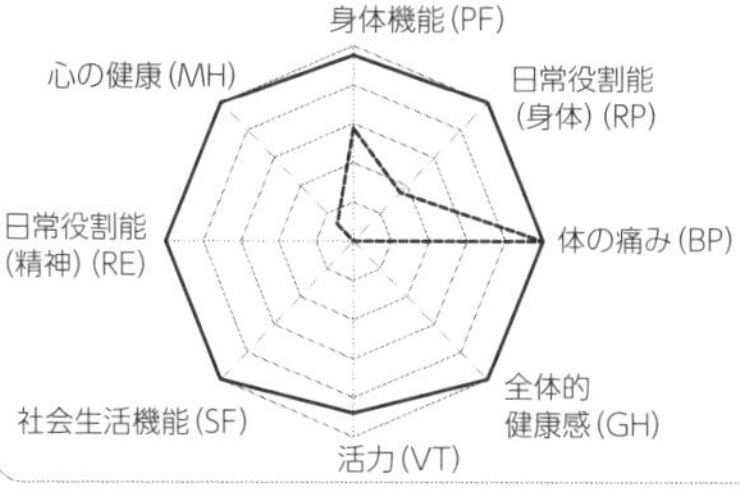

治療経過中
囲みが大きくなるほど体調良好

—— 1回目
--------- 2回目

bcr-abl（TMA）：5>不変

両者とも医師または医療関係者で、医学的な問題点は充分理解しながらも体調改善・健康回復を、自ら強く望み、テストステロン補充療法を希望している

〝ガラスの天井（壁）〟を打ち破ろう！

女性の社会進出を遮る壁が〝ガラスの天井（壁）〟と呼ばれていることはご存じかと思います。これは男性・女性の間だけでなく、左表に示すような民族とか階級とか、社会的グループ間にも、見えざる社会的な壁として存在してきました。ただよく見ると、現代では、〈老－若〉を除いたほかの壁は、さまざまな社会運動を経てかなり崩れつつあります。

ところが、人類が体験したことのない長寿時代となりつつあるにもかかわらず、最後に残った、〈老－若〉の間のガラスの壁はいまだに厚く、崩れず、別枠扱いも甚だしい。かつて年配者は知恵の持ち主として尊敬、尊重されたものですが、今やそうではありません。ますます壁は厚く強固になって、高齢者は、どちらかといえば敬遠され、別扱いされていると言っても過言ではなさそうです。

現代社会では、年をとると成人世代までとは別枠にすることが当然のごとく理解されています。年金という経済的・制度的な理由から、65歳以上の加齢者を「高齢者」として扱うなどその典型です。

年齢によって、あまりに成人期年代と明確に差別され過ぎていませんか？　若ければいいというものではないでしょう。健康問題を除けば知恵と経験豊かな還暦後の方々への社会の対応に問題アリと思っています。

新しい健康長寿医学の最近の発展は、その老若の〝ガラスの壁〟を少しずつ、可能な限り、医学的サポートにより破ることに成功しつつあります。このことを強調しておきたいと思います。

社会的差別のある種々のグループ

老	⟷	若
女	⟷	男
身体障害者	⟷	健常者
アジア人・黒人	⟷	白人
	(民族)	
平民	⟷	貴族
	(階級)	

何歳までなら、その〝ガラスの壁〟を破り得るかは、個人差もありますが、現代健康長寿医学の大きな、しかも緊急の課題です。

20世紀の疾患対応医学を、より前進させたのが、〝文化的医学〟であり、その次に〝人生哲学的医学〟が大きなテーマと言えます。もちろん、体力・気力が落ちてくれれば、差をつけられてもやむを得ません。しかし、その人々の生活力を、わが健康医学によって、成人並みとまではいかないにせよ、可能な限り強力に下支えしていく。社会活動を続けていただくだけの体力・気力をつくり出し支えていく。これこそが健康寿命創生の医学そのものと考えています。今後の長寿化時代の大命題ではないでしょうか。

老若の間の厚いガラスの壁を可能な限り破りたいものと願っています。

では加齢者を隔てる〝ガラスの壁〟を破る〝ウェルエイジング〟の方法は何か？

それが、まず本書で述べてきたテストステロン補充を中心とする〝リバイタリゼーション（再活性化）医療〟ではないかと思いつつ励んでいるところです。

「男のエンジンオイル」を補充して〝内なる健康〟を支えます。

ただしそれだけで充分というわけではありません。とくに社会の中で関わりを持ちながら、いきいきと楽しく生活していくには〝外なる健康〟も大切です。

つまり『外なる行動活性、見た目の健康感』その表現なくしては、やはり老人として差別される理由にされかねません。

以下に、そのための〝ガラスの壁〟を破るいくつかのポイントをまとめてみます。

「内なる健康」についてはすでに述べてあるので、外なる健康についての注意点をいくつか記しておきます。

①姿勢

まず〝姿・形〟が元気そうでなければ、社会の目が厳しい壁となって、押し返されてしまいます。外見からわかる「老い」の姿とは、〝前屈みの姿勢〟と〝とぼとぼ歩き〟です。背中を丸くして、つま先をひきずりながら短い杖に乗るように歩く姿は、いかにも元気がなく、漢字の老そのもの、老人らしく見えます。わが熟年期未来塾に来られる方々もこのパターンが少なくないようです。

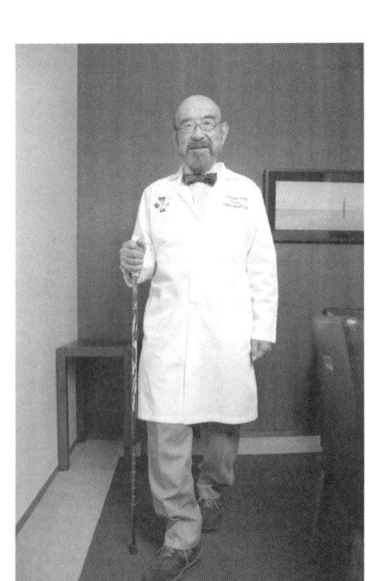

　そうならないためには、まず背中をまっすぐに伸ばし、重い頭をその上にまっすぐに乗せます。

　歩くときは、やや足先を挙げながら、踵から歩く。足先でなく股関節を意識して、腰から足を進めるのです。その際、両肘は必ず身体の垂直線より後ろまで引いたままで歩きましょう。今それ用の杖を市場に出したいと頑張っているところです。

杖が必要という人の場合、今、市場にある一般的な短いT字型85㎝の杖は困ります。その短い杖に身体を乗せながら前屈みにゆっくり歩くのはやめてほしい。やや長い杖を山登りのようにつきながら、杖をつくたびにしっかり背を伸ばしながら元気に歩きましょう。背を伸ばし、頭から身体全体をまっすぐにして太腿から歩くこと。

高齢になればなるほど、可能な限り若さを示す姿勢と歩き方を意識すること。これこそ、文字どおり〝ガラスの壁〟を打ち破る第一歩です。それは〝アンチエイジング〟ではなく、まさに〝ウェルエイジング〟なのです。

私は常に、外来診療室で歩き方からお話ししていますが、ほとんどの方は納得してくださいます。

②運動習慣の日常化

とはいうものの、急に〝そうやって歩きなさい〟と指導されて、すぐにできるものではありません。やはり日々の運動習慣、日常的に身体を動かしておくことが前提です。

前章でも述べたとおり、全身の筋肉を伸ばす軽い運動や、積極的に全身の筋肉を動かす運動を心がけ生き物意識を持ち続けましょう。

その上で、緩急をつけたウォーキング、ゆっくりしたジョギングなどの有酸素運動で、汗をかき、体温を上げる運動を定期的に行いたいものです。

③体温を上げる

こちらも前章で説明したとおりです。運動によって体温を上昇させて、HSP（熱ショックタンパク質）を上昇させることは、健康の第一の秘訣です。

高齢の方は体温が低い人が多いのですが、36・5℃ほどあるのが健康体です。通常、朝が低く夕刻近くにもっとも高くなるとされており、1日で1℃程度の変化があるのが普通ですが、35℃台が長く続くと体内酵素の働きも下がり、自律神経系機能が低下してくるとされています。さらに免疫能も落ちます。ぜひとも頑張って36℃台を維持していただきたいと思います。

運動や入浴、温泉などで、週に2〜3回は体温を37℃台に上げる努力をすることが、さまざまな意味で体調を良好に保つコツであると言えるでしょう。

私は、遠赤外線による足温器（スマーティ・レッグホット：足湯に近い入浴槽）を愛用しており、足を40分程度加温すると0・5〜1℃ほど体温が上昇する効果を経験しています。

④身なりも明るい雰囲気に！

熟年期の男性は、女性方に比べてあまり身なりをかまわないのではないでしょうか。これはかなり常識のようです。女性でさえも、高齢になると明るい色はそぐわないという思いが強いようで、落ち着いた目立たない黒・ベージュ系の色合いを選びがちです。それは有《あ》り体《てい》に言って、やや陰気な色合いにしか見えません。

海外では年をとればとるほど明るい色の衣服を着て気分を高め、自分の雰囲気も明るくすることに努めているのに比べると、あまりにも消極的な発想ではないでしょうか。

年をとれば、むしろ晴れやかな色合いを身につけて、回りにも明るいムードを広げるような心がけが必要だと思います。私が主宰する男性ウェルエイジング研究会では、最近、高齢者も明るい未来感を持つべしということから、高齢男性のためのファッションを考える講演も加えることにしています。

私自身、ピンクのシャツや赤系のジャケットといった身なりを好んで着ていますし、前述の姿勢、歩き方を含め、できるだけネガティブな雰囲気を出さないように努めています。

最後にもうひとつ強調しておきたいこと

先ほども述べましたが、よく高齢者の方々を〝シルバーエイジ〟と言います。

私は高齢の方々は、人生経験も豊富にあり、知識も豊かな「明るく赤く輝くルビー」ではないか。むしろ〝ルビーエイジ〟と呼べ、と主張しています。
最近ＮＨＫ俳句で「長命という試練あり　寒椿」という句が紹介されていました。しかし、熟年期未来塾の方針として医師として患者の方々とともに「長生きを楽しく思う　わが命かな」としたいものです。

老後を生きているのではない。
未来をどう生きるのか。

あとがき 《シルバーでなくルビーエイジになろう》

男性の平均寿命は今やほとんど80歳。

そんな長寿時代、もちろん読者のみなさんも、健康で、いきいきとした充実の日々を送りたいと願っていらっしゃることと思います。ただ長寿で、生存期間が長いというだけで心身とも不調だったり、病み患ったりしていたのではかえって苦痛ということになりかねません。

現代はヘルシー、アクティブ、ウェルエイジングが、中年期以降の幸福の条件であることに異論はないでしょう。すなわち、それに即した健康医学の確立が社会的な要求になっているのです。

「今日はこれをしよう」「あれもやりたい」とアクティブに生きることは、毎日未来を信じて生き物としての活力を沸きたたせる、さらに自信を持たせることにもつながります。

高名な心理学者、A・マズローによる欲求の5段階説によると、人間の基本的欲求は、根源的な段階から生理的欲求／安全の欲求／社会的欲求／承認の欲求と続いて、最上位に自己実現欲求があるわけですが、「俺は元気だ。まだまだ男として生きている」ことを示す〝男性生理〟の自認自覚は、まさしくその心理的な「自己実現をつくり上げる」のです。

その反対に、やる気・気力・生活活力の減退は、衰えを感じ、若い年代で思っていた未来を奪ってしまう。86歳の私よりずっと若い人が、年賀状などで老いの身を嘆いている近況を読むにつけ、生き物としての活力減退が自信喪失につながり、人生の未来を考えることができなくなって老いを生んでいる様子が伝わってきて、忸怩《じくじ》たる思いがします。

少し唐突ですが、1985年、アフリカの飢餓と貧困層解消のためのチャリティとして作られ、世界的に大ヒットした『ウィ・アー・ザ・ワールド（We Are The World）』をご存じの方も多いと思います。

マイケル・ジャクソンほか、当時のポップス界を代表する錚々《そうそう》たる人たちが一堂に会して歌ったこの歌の中に、私が大好きなフレーズがあります。それを私なりに解釈しますと、

明るい未来を創るのは、我々自身なのだ。
今すぐそれをやろうじゃないか！
それをやるかどうか、自分の選択にかかっている。
それが、我が命を救うことになるのだ。

繰り返し歌われるこの部分こそ、わが「熟年期未来塾外来」のテーマだと感じています。

自らの健康維持への意志・行動力から、すべてが始まる。新しい男性健康医学による治療を選択し、第一歩を力強く、しかも自らの堅い決意で踏み出す。何も大袈裟なことではありません。これは新しい医学、男性健康医学を理解できるか

否かの意思と、それにもとづく積極的な行動であり、まさに単純な選択なのです。自ら決した選択と行動によって、生物活性力を再びつくり出し、明日の未来を追ってほしいと思います。私たちの提唱する健康医学は、それをできるだけ支え、進めるものです。熟年期世代の心の翳りを払いのけ、少しでも未来の光をつくり出したいと願っています。

熟年期世代のみなさんが〝命のバトンタッチの生理〟を再活性することは、元気・健康で長寿を保ち、長年培ってきた経験と智慧を次世代に引き継ぐ〝文化のバトンタッチ〟役をも果たしてくださることにもつながります。

長寿の時代に入って、中高年男女の医学的問題が、社会的にも医学界にも注目されるようになってきたことは間違いありません。とはいえ、まだまだ不充分であることが私は残念でなりません。

20世紀の医学は病気対策の〝生死の医学〟が中心でした。しかし、21世紀に入ってからは、徐々に〝生きていく医学＝ＱＯＬ医学〟健康医学へと関心が移りつつあります。

とくに問題なのは、現代の女性問題重視の社会現象の陰に、男性医学問題が隠れてしまっていることです。ことに医学界における男性医学問題があまりにも低いといっていいでしょう。これをＷＨＯも問題視し、１９９９年には「中高年男性への医学的関心を喚起すべし」というワイマール宣言を出しているほどなのです。

現在の医師たちは〝生死の医学に関する医療〟に対してはきわめて関心が高いのですが、〝生理的なＱＯＬ障害問題〟に関してはまだまだ無関心です。男性についてはは女性に対するほどの関心を持ってもらえません。

一般的に、女性は身体への関心が男性よりも高いため、その異常をよく訴えるのに比べ、男性は仕事など外側に向けての関心度は高くても、自分自身の内側、健康問題への注目度は低く、異常や不調を訴えることも少ないために、医学的な関心事としてなかなか具体的に浮上してこないという難点もあります。

しかしそれでは、今のままでの単に老いの期間が長いだけの長寿になりかねません。

熟年期世代の老いの心へ、少しでも手を差し伸べて、失いかけた「未来観」の復活をさせたい。自分はまた生物として回復可能であり、頑張れる力があるという自覚を再び呼び起こして、もう一度、自己実現を思い起こしていただきたい。これは男性ばかりではなく女性方にも通じる当然のことと思います。

そんなことを、可能な限り追求したいと思いつつ、私は「熟年期未来塾外来」で診療しています。心身のエンジンオイル的 Andorogen 医学を実行しているのです。

ヘルシー、アクティブ、ウェルエイジング――年をとっても意義ある人生を過ごすためにもっとも大切なことだと言って過言ではありません。新しい健康医学の存在をぜひ知って活用されることを願ってやみません。熟年期世代は地味なシルバーエイジとひと括りにされていますが、光り輝き希望と活気に満ち溢れた赤いルビーエイジとして生きていこうではありませんか。

最後にひとこと。この本をつくるに際し左記の方々に大変お世話になり感謝いたします。

本の出版に関して株式会社幻冬舎の宮城晶子様、フリー・エディターの五反田正宏様、原稿の整理、タイピングについて家族の熊本陽子・熊本美加。ことに五反田正宏様には原稿のまとめについて諸々アドバイスをいただきましたことに深謝いたしております。

なお原稿内で資料など引用させていただいた先生方には間接的ながら深く感謝申し上げます。

熊本　悦明

参考文献

①秋下雅弘著「男性ホルモンの力を引き出す秘訣」大泉書店、2013
②北野武著「新しい道徳」幻冬舎、2015
③熊本悦明著「男はなぜ女より短命か」実業之日本社、2013
④白澤卓二著「体が生まれ変わる『ケトン体』食事法」三笠書房、2015
⑤スーザン・ラコー著「すばらしい更年期」星和書店、1999
⑥吉川政己著「老いと健康」岩波新書、1990
⑦田中冨久子著「女の脳・男の脳」NHKブックス、1998
⑧田中冨久子著「面白いほどよくわかる！　脳とこころの仕組み」アスペクト、2007
⑨田澤賢次・伊藤要子著「運動能力アップの新手法」生活情報センター、2005
⑩服部淳彦著「生体リズムを整える注目のホルモン　脳内物質メラトニン」朝日出版社、1996
⑪堀江重郎著「ヤル気が出る！　最強の男性医療」文春新書、2013
⑫堀江重郎著「ホルモン力が人生を変える」小学館新書、2009
⑬松井孝嘉著「1日5分　副交感神経アップで健康になれる！」朝日新聞出版、2012

⑭三浦雄一郎・三浦豪太著「三浦雄一郎の『歩く技術』」講談社、2011
⑮三浦雄一郎著「攻める健康法」双葉新書、2015
⑯渡辺信幸著「日本人だからこそ『ご飯』を食べるな」講談社＋α新書、2014

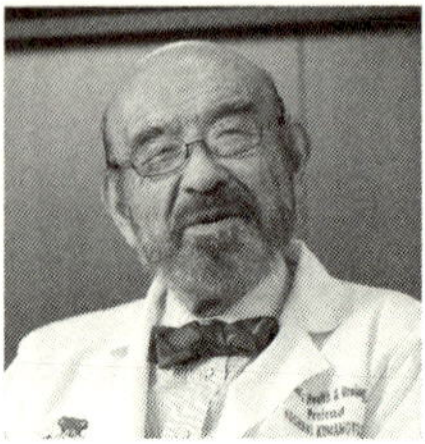

あかあかと
男の花道通りたり
ひたすらの
わが命なりけり

（尊敬する、中学・大学の大先輩
斉藤茂吉先生の短歌をなぞって）

著者紹介

熊本 悦明（くまもと よしあき）

日本メンズヘルス医学会　名誉理事長
札幌医科大学医学部　名誉教授
メンズヘルスクリニック東京　名誉院長
財団法人 性の健康医学財団　名誉会頭
日本臨床男性医学研究所　所長
特定非営利活動法人アンチエイジングネットワーク　副理事長

1929年東京生まれ。45年東京大学医学部卒業。64年より東京大学泌尿器科学講座講師を務めた後、University of California, Los Angeles（UCLA）に留学。帰国後、68年より札幌医科大学医学部泌尿器科学講座主任教授を務め、男性医学・泌尿器科外科学・尿路性器感染症学を中心に研究を行う。95年札幌医科大学名誉教授、97年財団法人性の健康医学財団会頭。その後、日本メンズヘルス医学会、および日本性感染症学会を創立。2014年メンズヘルスクリニック東京名誉院長。
日本における男性ホルモン医学の父と言われており、80歳半ばを超えた現在でも国内外の学会に参加するなど精力的に男性医学の研究を続けている。

〈受賞〉　保健文化賞（個人）
　　　　志賀潔賞・秦佐八郎記念賞

さあ立ち上がれ 男たちよ!
老後を捨てて、未来を生きる。

2016年3月15日　第1刷発行

著　者　熊本悦明
発行者　見城 徹

発行所　株式会社 幻冬舎
〒151-0051　東京都渋谷区千駄ヶ谷4-9-7
電話　03(5411)6211(編集)
03(5411)6222(営業)
振替00120-8-767643
印刷・製本所　中央精版印刷株式会社

検印廃止

ISBN978-4-344-02921-7　C0095
幻冬舎ホームページアドレス　http://www.gentosha.co.jp/

この本に関するご意見・ご感想をメールでお寄せいただく場合は、
comment@gentosha.co.jpまで。